Andri Hinnen

Rolf

Roman

Elster & Salis wird vom Bundesamt für Kultur mit einem Förderbeitrag für die Jahre 2021–2024 unterstützt.

Andri Hinnen
Rolf
Roman

Verlag Elster & Salis AG, Zürich
info@elstersalis.com
www.elstersalis.com

Lektorat Patrick Schär
Korrektorat Kristina Wengorz
Satz Peter Löffelholz
Umschlaggestaltung André Gstettenhofer
Umschlagbild und Illustrationen innen Christof Gähwiler

Gesamtrealisation www.torat.ch
Gesamtherstellung CPI Books GmbH, Leck

1. Auflage 2021

ISBN 978-3-03930-010-5

Printed in Germany

»What a chimera then is man!
What a novelty, what a monster, what a chaos,
what a contradiction, what a prodigy!
Judge of all things, feeble earthworm,
repository of truth, sewer of uncertainty and error,
the glory and the scum of the universe.«
Blaise Pascal

»Lucky are those who
meet their demons in the flesh.«
aus *Star Trek*

ERSTER TEIL

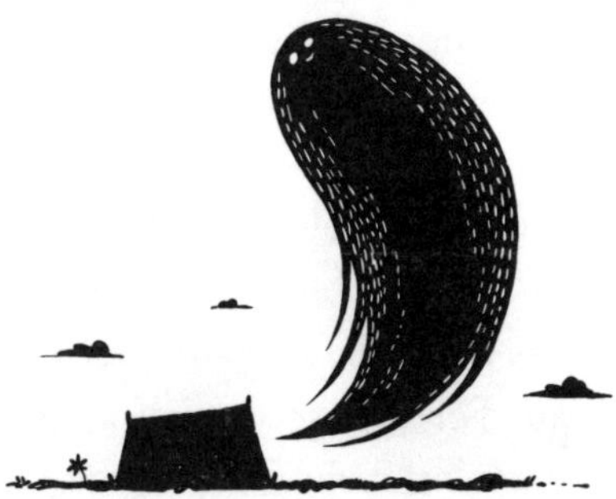

1

Es stank.

Es stank nach feuchtem Gras, über das zu viele Jugendliche getrampelt waren. Nach abgestandenem Bier und eingetrocknetem Schweiß. Nach Erbrochenem, Urin und nach dem synthetischen Stoff eines neu gekauften Campingzelts.

Ein goldener Strahl drängte sich durch dessen Öffnung. Staubflocken tanzten durch die Luft. Ein heller Punkt landete auf Philipps geschlossenem Augenlid. Amanda hatte recht behalten. Was für eine dumme Idee das Wochenende doch war. Was gäbe er jetzt nicht alles für ein Badezimmer in Gehdistanz. Für eine wohltemperierte Tasse Grüntee. Für seine Memory-Foam-Matratze.

Aber noch hatte Philipp keine Ahnung, als wie dumm sich die Idee tatsächlich entpuppen würde. Und auch das Wort »entpuppen« war zutreffender, als er wissen konnte. Sein Lid zuckte, die Fliege surrte davon, und als er in die Vormittagssonne blickte, war es, als hämmerte jemand einen Stahlträger durch sein dehydriertes Gehirn.

Er versuchte, seinen kribbelnden Arm zu befreien, ohne das belgische Mädchen aufzuwecken. Dies hatte jedoch nur zur Folge, dass sie sich umdrehte und noch näher an ihn heranschelte. Wie würde er das bloß Amanda erklären?

Er legte sich die Geschichte zurecht, die er zu Hause erzählen würde, brachte aber keinen Gedanken zu Ende.

Dann sah er die Schlange. Langsam kroch sie über den Rucksack beim Zelteingang und richtete ihre roten, stechenden Augen auf ihn. Er zuckte vor Schreck dermaßen zusammen, dass jetzt auch das Mädchen erwachte.

»Guuuuten Morgen«, nuschelte sie.

Philipp erinnerte sich, wie unfassbar originell er sich vergangene Nacht vorgekommen war, als er ihren französischen Akzent inmitten wummernder Technomusik mit dem Gesang einer Nachtigall auf einer Baustelle verglichen hatte. Gleichzeitig fand er es ziemlich verwegen, dass sie das »gut« derart betonen musste. Aber natürlich wusste seine junge Bekanntschaft weder vom Stahlträger in seinem Gehirn noch von seinem kribbelnden Arm noch von seiner Sorge, Amanda von seinem sündhaften Wochenende zu berichten, noch von der Schlange.

Letzteres war erstaunlich. Kroch die Schlange doch mit einer Selbstverständlichkeit durch das blonde Haar des Mädchens, als handelte es sich um ihr stinknormales Habitat. Ja, Philipp und die tausend gequälten Stimmen in seinem Kopf waren sich einig: Den Morgen als »gut« zu bezeichnen, war falsch. Sein freier Arm griff um sich und bekam das Buch über südamerikanische Schamanen zu fassen, das ihm Temo ausgeliehen hatte und in dem Philipp bisher genau dreieinhalb Sätze gelesen hatte. Ohne nachzudenken, schmetterte er es auf die Schlange. Und an den Kopf der jungen Belgierin.

»Au!«, schrie sie. »Spinnst du?!«

Philipp entzog ihr seinen tauben Arm, rappelte sich mitsamt seinem Schlafsack auf und hechtete durch den Zelteingang ins Freie, direkt vor die Füße seines Jugendfreundes.

»Guten Morgen«, sagte Temo und zog an seiner Gauloise. Offenbar hatte auch er den Ernst der Lage nicht erkannt.

2

Noch bevor Temo zu sinnlosen Fragen ausholen konnte, hatte sich Philipp von seinem Schlafsack befreit, das Mädchen gepackt und aus dem Zelt gezogen. War er dabei unsanft vorgegangen? Womöglich. Doch vor Kurzem hatte er gelernt: In gefährlichen Situationen konnte Zimperlichkeit den Tod bedeuten.

Die Personalabteilung seiner Firma hatte vor einigen Wochen einen Experten eingeladen, um die Belegschaft auf Risikosituationen vorzubereiten. Sollte der unwahrscheinliche, aber leider nie auszuschließende Fall eintreten, dass ein gemobbter Kollege und/oder ein missverstandenes Mitglied einer religiösen Minderheit mit einer oder mehreren Waffen das Büro stürmte und die Mitarbeitenden zur Rechenschaft ziehen würde, wofür auch immer, wollte man vorbereitet sein. Umso mehr, da man als Lebensversicherer mit bestem Beispiel voranzugehen hatte.

Philipp griff nach der verkohlten Grillzange und schaute ins Zelt. Jetzt also ja nicht zimperlich sein. Die Angst herunterschlucken. Handeln. Er klopfte sämtliche Kleider und Schlafsäcke, seinen Rucksack sowie die Essensreste und leeren Bierdosen ab. Doch es half nichts. Die Schlange war verschwunden.

3

Philipp klammerte sich an seinen Kulturbeutel, als handelte es sich um das letzte Überbleibsel einer längst vergessenen Hochkultur. Er musterte seine Leidensgenossen, die wie er darauf warteten, endlich eine der blauen Plastiktoiletten zu benutzen. Anders als die meisten hatten sie am Ende eines dreitägigen Musikfestivals noch den nötigen Funken Würde übrig, ihr Geschäft in einem engen, stinkigen und bis oben gefüllten Plumpsklo zu verrichten. Sie waren Einäugige unter Blinden, und Philipp fühlte sich ihnen seltsam verbunden.

Sein Blick schweifte über das Meer von Zelten, das Ungetüm einer Bühne bis hin zum Wald, der das Gelände von drei Seiten umgab. Noch immer hämmerte ein aufgedrehter Metallaffe gegen seinen Frontallappen, doch beim Anblick eines Vogelschwarms, der aus den Bäumen emporstieg und durch den inzwischen von farblosen Wolken durchzogenen Himmel tanzte, verspürte Philipp einen kurzen Moment der Glückseligkeit.

Er zählte die Personen vor sich und rechnete die ungefähre Wartezeit aus. Dann nahm er einen Schluck aus seiner

Evian-Flasche und wählte die Nummer seiner Verlobten. Und zum ersten Mal blieb der kalte Schauer aus, der bisher über seinen Rücken gekrochen war, wenn er an ihre bevorstehende Hochzeit dachte.

4

Mit der einen Hand umschloss Amanda das grüne Büschel, mit der anderen strich sie die feuchte Erde beiseite, bis der orangefarbene Ansatz zum Vorschein kam. Dann zog sie die Karotte mit einem Ruck ans Tageslicht. Was für ein Prachtexemplar. Die Möhre war weder besonders groß noch gleichmäßig geformt. Sie war ein knorriges Ungetüm, höchstens doppelt so lang wie dick. Doch das war Amanda egal. Es war ihre Möhre, und sie war stolz auf sie. Sie setzte sich auf ihre neue rote Gartenbank und philosophierte, ob der Stolz tatsächlich der Karotte galt. War es dasselbe selbstlose Gefühl, das sie verspürte, wenn einem ihrer Schüler eine schöne Zeichnung gelang? Oder war es die Gärtnerin, sie selbst, auf die sie stolz war? War es Errungenschaft oder Mutterliebe? Noch bevor sie eine abschließende Antwort fand, vibrierte das Handy in ihrer Schürze.

»Mann, bin ich froh, deine Stimme zu hören«, sagte Philipp.

»Und?«, fragte Amanda.

»Und was?«

»Hast du's getan?« Amanda war der Meinung, dass man

Sorgen und Probleme ohne Umschweife ansprechen musste. Sie hörte, wie Philipp einen Schluck trank.

»Nie wieder, sag ich dir. Ich weiß echt nicht, wie Temo das macht.«

War ja klar. Die Gartenschürze fühlte sich plötzlich eng an. »War's gut?«

Philipp beobachtete, wie sich zwei leicht bekleidete Mädchen in eine Kabine zwängten. Neben ihm putzte ein blonder Rastafari seine Zähne mit Dosenbier, und wow war die junge Frau hinter ihm bleich.

»Anders als erwartet. Sie war ganz klein.«

»Klein?« Klein war nicht gut. Das hatte ihr Jacqueline eingebläut.

»Mach dir keine Sorgen. Ich bin immer noch der Alte.«

»Das will ich nicht hoffen.« Amanda hoffte es so sehr. Sie kratzte mit dem Daumen etwas Erde von der knorrigen Karotte. Philipp war ihr sicherer Hafen, sie sein abgedrehtes Kreuzfahrtschiff. Und das sollte gefälligst so bleiben.

»Na ja, ein bisschen was hat sich schon getan«, sagte Philipp. Er wollte Amanda gerade erklären, dass das Wochenende tatsächlich den angestrebten Effekt gehabt habe und er sich seit heute Morgen nichts sehnlicher wünsche, als in jenes beschauliche Vorstadtleben zurückzukehren, das sie im Begriff waren, zusammen aufzubauen, als die bleiche Frau hinter ihm auf seine Converse kotzte.

5

»Und ihr zwei seid sicher, dass ihr's nicht getan habt?«, fragte Temo und hievte seinen abgewetzten Rucksack in den Kofferraum des VW Golf. Philipp dachte daran, dass nur wenige Gepäckstücke in ihrem Leben mehr Berge besteigen, Flüsse durchqueren und Länder bereisen durften als dieses tapfere Kerlchen.

»Ich war selbst überrascht, aber der brave Junge hat mich nicht angerührt«, sagte die Belgierin, »und irgendwann hat er von nichts anderem mehr geredet als von seiner Anna.«

»Amanda«, korrigierte Philipp, während er seine Schuhe an einem der wenigen Grasbüschel auf dem Schotterparkplatz abwischte.

»Du hast ihr von Amanda erzählt?« Temo fand Philipps ewige Treue gegenüber seiner Jugendliebe ebenso bewundernswert wie verstörend.

»Ich habe selten einen Mann getroffen, der sich so auf seine Hochzeit freut. Echt süß«, sagte sie.

Philipp hob die Augenbrauen. Alles, woran er sich erinnern konnte, waren vereinzelte, isolierte Empfindungen. Ein gegrilltes Marshmallow, das seine Geschmacksnerven in ein gigantisches Meer von Milch und Honig tränkte. Ein halb nackter DJ, der wie ein Aztekengott über der Menge thronte und die einzelnen Schicksale zu einem zuckenden Ganzen verschmolz. Hypnotische Lichtstrahlen, die seinen Körper durchdrangen wie die Dämonen am Ende von *Indiana Jones*. Und ein Prickeln in seinen Fingern, als sie durch geschmeidiges, nicht enden wollendes blondes Engelshaar fuhren. Philipp fragte sich, wem er das göttliche Marshmallow zu verdanken hatte, und glaubte sich zu erinnern, wie er und seine neue Bekanntschaft über den riesigen Zeltplatz getorkelt waren und sich mit zahlreichen Jugendlichen angefreundet hatten, die die Nacht an Lagerfeuern ausklingen ließen.

Temo öffnete die Fahrertür. »Lise, können wir dich noch irgendwohin mitnehmen?«

Lise! So hieß sie, dachte Philipp.

Sie winkte ab. Sie würde den Bus nehmen, um zurück in die Stadt zu gelangen. Sie überlegte kurz, ob sie die auf die vierzig zugehenden Männer an ihre ökologische Verantwortung erinnern sollte, tat den Gedanken aber sogleich als naiv ab. Sie war zu müde für Grundsatzdiskussionen. Außerdem waren ihr die Spinner sympathisch, weshalb sie sich ausnahmsweise erlaubte, ihre Prinzipien nicht ganz so streng auszulegen.

»Meldet euch, wenn ihr wieder mal im Land seid«, sagte sie und gab den beiden ein Küsschen auf die Wange. Dann bedankte sie sich bei Philipp für den Schlafplatz und dafür, dass er sie vor der bösen Schlange gerettet hatte. Sie kniff ihn in seinen Bauchansatz und tänzelte davon.

6

»Klein ist nicht gut. Das ist wie bei den Skorpionen«, sagte Temo, die Augen auf den Verkehr gerichtet.

Philipp war stets aufs Neue von der Widerstandsfähigkeit seines Freundes beeindruckt. Temo konnte innerhalb einer Woche drei Tage und drei Nächte durchfeiern, einen Fünftausender besteigen und die Facharztprüfung bestehen – in dieser Reihenfolge.

»Wie bei den Skorpionen?« Philipp leerte die letzten Tropfen seiner Wasserflasche in ein Taschentuch und begann, abermals seine Schuhe zu säubern. Er fragte sich, ob er anhand der Spuren, die die bleiche Frau hinterlassen hatte, herausfinden könnte, an welchem Stand sie am Vorabend gegessen hatte – und ob er das Zeug zum Detektiv hätte.

»Je kleiner, desto gefährlicher. Stand was drauf?«

»Ich glaube nicht. Lise meinte, das Ding sei harmlos.«

»Das haben wir ja heute Morgen gesehen. Wieso hast du mich nicht gefragt, Mann? Wenn ich mich mit etwas auskenne, dann …« Temo unterbrach seinen Satz, um den seiner Meinung nach viel zu langsamen roten Toyota vor ihnen bis in alle Ewigkeit zu verdammen.

»Hattest du noch mehr Halluzinationen? Außer heute Morgen?«

Noch immer war sich Philipp ziemlich sicher, dass die Schlange echt gewesen war. Vielleicht war's ja einfach eine Blindschleiche. »Ich kann mich kaum erinnern.«

Temo grunzte. »Das hingegen kommt vom Saufen!«

7

Sie einigten sich darauf, für den Rest der Heimfahrt die Musik ihrer Jugend zu hören. Und so klang ein altes Eels-Album aus den Lautsprechern, das von ausgestoßenen Monstern, Psychopharmaka sowie einem Kind im Manne handelte.

Leichter Regen hatte eingesetzt, und die Dämmerung war angebrochen. Temo raste mit hundertachtzig Kilometern pro Stunde über die deutsche Autobahn, und das Dröhnen des Motors und die im Fahrtwind flatternden Fenster hatten eine angenehm einschläfernde Wirkung auf Philipp. Doch es waren weder Temos gelegentliche Flüche noch dessen ruckartige Überholmanöver, die Philipp daran hinderten, im Tiefschlaf zu versinken. Es war eine langsam erwachende Kraft, tief verborgen in seinem Innersten, die so ganz und gar keine Lust hatte, sich seinem Bedürfnis nach Erholung unterzuordnen.

Und so kam es, dass Philipp jedes Mal, wenn Temos klappriger VW Golf einen zweistöckigen Reisebus passierte und Philipp wegen der dadurch entfachten leichten Druckwelle für einen kurzen Moment die Augen öffnete, ob seines silhouettenhaften Spiegelbildes in den vorbeiziehenden Fenstern zu Tode erschrak. Denn für den Bruchteil einer Sekunde erkannte er nicht sich selbst, sondern ebenjene Kraft, die sich langsam aus ihrem Kokon befreite.

8

Die Straßenlaternen waren schon aus, als sie in die Einfamilienhaussiedlung einbogen. Beinahe hätte Temo einen Teenager auf einem BMX überfahren. »Genau darum würde ich nie in die Vorstadt ziehen«, sagte er. »Die Finsternis!« Temo war der Meinung, dass die menschliche Seele unaufhörlich mit Licht gefüttert werden musste, um nicht von ihrer eigenen Dunkelheit verspeist zu werden.

Auch das vor wenigen Monaten bezogene Häuschen von Philipp und Amanda war stockfinster. »Siehst du? Sie verschlingt alles und jeden. Selbst Amanda.« Temos Energie war ungebrochen.

Philipp nahm das wild zusammengeschnürte Zeltbündel aus dem Kofferraum und legte es so leise wie möglich auf den Rasen des Vorgartens. Es war ihm wichtig, sich an die Nachtruhe seiner neuen Nachbarschaft zu halten.

»Wir hätten das Ding dalassen sollen«, sagte Temo mit normaler Lautstärke und ließ die leere, nach abgestandenem Bier stinkende Kühlbox danebenplumpsen.

Philipp zuckte zusammen. »Ich hab's doch eben erst gekauft«, flüsterte er.

»Heißt das, wir gehen bald wieder campen?«

Im Nachbarhaus ging Licht an. Philipp seufzte.

»Wir hätten es dalassen sollen.«

»Eines Tages wird sich ein gewisser Philipp junior drüber freuen.«

»Wahrscheinlich muss ich mich eines Tages darin verkriechen. Wer weiß, ob mich Amanda nicht irgendwann rauswirft.« Philipp betrachtete die dunklen Konturen seines neuen Zuhauses und dachte an die vergangenen Tage.

»Ja. Wer weiß«, sagte Temo. Er war sich sicher, dass Amanda seinen lieben Freund niemals rauswerfen würde. Umbringen ja, aber doch nicht rauswerfen!

Die beiden verabschiedeten sich. Temo zwängte sich in sein Auto, winkte und brauste davon. Philipp sah ihm nach, wie er mit quietschenden Reifen um die Ecke bog und in der Dunkelheit verschwand. Er war nie wirklich schlau geworden aus seinem Freund. Aber er liebte ihn wie einen Bruder. So zumindest, dachte er, musste sich die Liebe zu einem Bruder anfühlen.

9

»Willkommen im trauten Heim. Essen ist im Kühlschrank, und die brave Hausfrau wartet im Bett auf dich.« Neben die Notiz hatte Amanda ein Herz gezeichnet und sorgfältig ausgemalt. Philipp hängte das Zettelchen an die mehrheitlich mit Geburtsanzeigen bepinnte Steckwand und öffnete den Kühlschrank, wo er einen Teller Karottenrisotto fand. Obwohl er kaum Hunger hatte, schob er ihn in die Mikrowelle.

Er beobachtete, wie sich der Teller langsam im Kreis drehte, und lauschte dem leisen Brummen. Er hatte Amanda neulich erzählt, dass seine Mutter Gisela und ihr damaliger Freund das »Kühlschrankspiel« jahrelang gespielt hätten.

Der geschäftstüchtige Mann kam erst kurz vor Mitternacht nach Hause und fand im Kühlschrank einen fein säuberlich angerichteten Teller mit den Resten des Abendessens vor, das seine Freundin und deren Sohn Stunden zuvor gegessen hatten. Philipp musste in letzter Zeit oft an diesen eigentümlichen Brauch denken. Er fragte sich, ob die Gründe für die späte Heimkehr wirklich immer geschäftlicher Natur gewesen waren – ein Verdacht, auf den er als Kind nie gekommen wäre – und ob das Verhalten seiner Mutter weniger von Liebe als vielmehr von jener subtilen Bissigkeit geprägt gewesen war, die sie bis heute an den Tag legte. Es war, als hätte sie ihrem Mann sagen wollen: Ich liebe dich trotzdem. Und das macht *mich* zu einem besseren Menschen. Aber so genau wusste er das nicht.

Er beobachtete den digitalen Countdown auf der Mikrowelle, noch 44 Sekunden, und dachte darüber nach, wieso Amanda ihre Schwiegermutter imitiert hatte. Ob es eine Art Warnung war? Spürte sie, dass er sich mit einem Mädchen angefreundet hatte, das fast halb so alt war wie sie? 23 Sekunden. Doch Amanda war nicht der passiv-aggressive Typ. Nein, Amanda nannte die Dinge beim Namen. Eine Eigenschaft, auf die sie ziemlich stolz war. 8 Sekunden. Philipp kam zu dem Schluss, dass sie es wohl einfach lustig finden musste, ihn aufzuziehen. Oder vielleicht handelte es sich tatsächlich um einen Akt der Nächstenliebe? Er nahm sich vor, sie zu fragen.

3 Sekunden. Philipp öffnete die Mikrowellentür, bevor sie Gelegenheit hatte, Amanda mit einem lauten Bing zu wecken.

10

Während er auf dem Klo des frisch dekorierten Gästebadezimmers saß, den lauwarmen Reis aß und sich der Nahrung der letzten achtundvierzig Stunden entledigte, rechnete sich Philipp aus, dass er das Haus bereits in fünf Stunden wieder verlassen musste. Doch er hatte keine Lust, sich zu beeilen. Zu sehr genoss er die Stille der Vorstadt. Er schloss die Augen und horchte. Er hörte nichts außer dem weit entfernten Bellen eines Hundes, seinem eigenen Atem und dem Tröpfeln im Toilettenkasten.

Doch an die Stelle der stillen Außenwelt trat sein lärmiges Innenleben. Er vernahm die Echos wummernder Beats, grölender Teenager, Gitarre spielender Hippies, Bongo trommelnder Rastafaris, kreischender Fans. Aus den Tiefen seines Kopfes krochen die Stimmen von Temo, Lise und zahllosen Sängerinnen und Sängern empor, deren Konzerte er in den vergangenen Tagen über sich hatte ergehen lassen. Und dann war da plötzlich ein Kichern. Ganz leise, doch umso unangenehmer. Je mehr Philipp versuchte, es zu ignorieren, desto deutlicher wurde es. Ein zischendes, irres Kichern. Er schüttelte sich. Seine Oberschenkel zuckten zusammen.

Erschrocken öffnete Philipp die Augen. Er griff nach dem Klopapier, das er vor einigen Stunden noch so sehr vermisst hatte, und seine Finger krallten sich in die flauschige Rolle, als wollte er sicherstellen, dass dessen Wirklichkeit die einzig wahre war.

Dann nahm er eine ausgiebige Dusche, masturbierte und dachte an Lises jugendlichen Körper.

11

Die Stufen knarrten unter seinen Füßen. Ein Handtuch um die Hüfte gebunden, öffnete Philipp vorsichtig die alte Holztür zum stockfinsteren Schlafzimmer. Er nutzte das fahle Licht des Treppenhauses, um sich auf den Weg auf die andere Seite des Bettes vorzubereiten, schloss die Tür hinter sich und hangelte sich am Wandschrank entlang. Es war totenstill. Vorsichtig setzte er sich auf das Bett und tastete über die Daunendecke. Seine Hände hatten die Mitte der Matratze erreicht. Wo war sie denn? Er streckte sich, bis er die Kante erreicht hatte. Das Bett war leer.

»Amanda?«, fragte er leise.

Keine Antwort.

»Amanda?«

Stille.

Er fuhr mit seinen Fingern am Kabel der Nachttischlampe entlang, bis er den Schalter erreichte. Das holzgetäfelte Zimmer erschien in einem rotgoldenen Licht, dem sich einzig das dunkle Blau des bodenlangen Vorhangs verwehrte. Dieser bewegte sich sanft. An seinem Fußende präsentierte er zwei nackte, mit rotem Nagellack verzierte Füße.

»Buhhhh!«, rief Amanda und sprang auf ihn drauf.

12

Sie landete auf Philipps Schoß, er fiel rücklings auf die Matratze. »Endlich!«, sagte sie lachend. »Das hat ja echt ewig gedauert.«

Philipps Herz hämmerte. »Ich wusste nicht, dass du noch wach bist.«

»Versuch mal, in dem Ding zu schlafen.«

Jetzt erst realisierte Philipp, dass Amanda das aufreizende purpurrote Korsett trug, das er ihr in Mailand gekauft hatte. Über ihren blauen Augen baumelten schwarze Fransen, und das seitliche, jede Falte betonende Licht bot Philipp einen Eindruck davon, wie Amanda eines fernen Tages aussehen würde. Sie war wunderschön. Er hätte ihr das gerne gesagt, aber sein müder und noch immer leicht verschreckter Geist brachte nur ein »Oh«, gefolgt von einem »Wow« über die Lippen.

»Das ist alles? Oh wow?« Sie boxte ihn in den Oberarm. Dann begann sie, mit ihren Hüften auf Philipps Schoß zu kreisen. »Das ist schon besser.«

Philipp zog sie zu sich herunter, bis sich ihre Lippen berührten. Amandas Hände fuhren über Philipps Bauch und unter sein Handtuch, das sich langsam löste. Ihr Gesicht vergrub sich in den dampfenden Poren seines Nackens. Philipps Augen wanderten zur weißen Holzdecke. So könnte es für immer weitergehen.

Doch während sie miteinander schliefen, prasselte ein Schwall von Gedanken auf Philipp nieder. Würde er nochmals zum Höhepunkt kommen? War das Amanda wirklich egal? Was, wenn nicht? Was dächte Lise, wenn sie ihn jetzt sähe? Oder Temo?

Amanda bewegte sich schneller und wilder, genauso wie Philipps Bilder, Fragen und Zweifel. Seine Hände krallten sich in ihre Hüften. Sie stöhnte. Und aus seinem Gedankenkarussell wurde eine jener Jahrmarktattraktionen, die ihre Passagiere über drei Achsen und um sieben Angelpunkte durch die Luft schleuderten. Bis ihnen die Zuckerwatte hochkam.

Auch Philipp wurde schwindlig. »Ahhhhhh«, schrie er plötzlich.

Doch als Amanda ihn fragte, was los sei, brachte er es nicht über sein rasendes Herz, ihr von den Asseln zu erzählen, die aus ihren Ohren gekrabbelt waren.

13

Philipp stand in der Männertoilette im siebzehnten Stock eines Geschäftshauses und betrachtete sich im Spiegel. Noch immer waren die Spuren des vergangenen Wochenendes sichtbar. Seine Augenringe waren tiefer als sonst, und auf seinem Nasenflügel hatte sich ein dicker Pickel breitgemacht. Für einen Augenblick befürchtete Philipp, dass dieser einen negativen Einfluss auf die Qualität der anstehenden Präsentation haben könnte. Er fasste sich mit beiden Händen an die Nase, klemmte den Pickel zwischen seine Zeigefinger und drückte zu. Sowohl Philipps Nase als auch seine Angst, wie ein unfähiger Clown auszusehen, schwollen daraufhin weiter an.

Er stützte sich auf die Ablage, sah in die leeren Augen seines Spiegelbildes und probte zum zwanzigsten Mal den Anfang seines Vortrages.

14

Rolf versuchte vergeblich, die Seiten der Boulevardzeitung umzublättern, die er auf dem Boden gefunden hatte. Es störte ihn nicht, dass sie ein paar Urinspritzer von seinem Vorgänger abbekommen hatte. Aber er fand die Typen grundsätzlich lächerlich, die sich zum Pissen in die Kabinen zwängten, statt die dafür vorgesehenen *Piss*oirs zu benutzen. Er konnte nach Jahrzehnten der Gefangenschaft nicht verstehen, wieso sich die Menschen freiwillig einsperrten.

»Verdammte Scheiße«, fluchte er. Es wollte ihm einfach nicht gelingen, zwei Seiten voneinander zu trennen. Er war eben erst aus seinem langjährigen Dämonenschlaf erwacht, weshalb der Großteil seiner Tentakel noch leicht betäubt und seine Feinmotorik eingeschränkt war.

»Meine sehr geehrten Damen und Herren«, hörte er Philipp sagen. Was war das denn für ein Dreck? Rolf rollte seine blutunterlaufenen Glubschaugen. Er zog es vor, Präsentationen mit einem Witz oder einer provokanten These zu beginnen.

»Ich freue mich, heute vor Ihnen zu stehen …«, fuhr Philipp fort, worauf Rolf die Zeitung zu Boden warf, seine Morgentoilette beendete und beschloss, Hilfe zu leisten.

15

Mitten im Satz öffnete sich die Tür zur Männertoilette. Philipp erschrak.

»Na, bist du bereit?«, fragte Felix.

»Geht so«, antwortete Philipp. Überhaupt nicht, dachte er.

»Nervosität im Griff?«

»Mehr oder weniger.« Seit Jahren bekam Philipp schlotternde Knie, wenn er vor großen Gruppen sprach. Sosehr er auch versuchte, seine Ängste zu unterdrücken.

»Keine Sorge. Bist ja top vorbereitet.« Felix betrachtete den Papierstapel, der neben dem Seifenspender lag. »Und im Notfall kann ich das Zepter ja jederzeit übernehmen.« Er klopfte Philipp auf die Schulter und verschwand in einer der Kabinen. Philipp war bereits früher aufgefallen, dass sein Chef Pissoirs nicht zu mögen schien.

»Dir ist schon klar, dass du das Ganze versauen wirst?«, klang es aus einer der Toiletten.

»Was?«, erwiderte Philipp.

»Hast du was gesagt?«, fragte Felix.

Philipp war verwirrt.

16

Im größten Sitzungszimmer der Etage hatten sich an die vierzig Personen versammelt und warteten darauf, von Philipp über die Vorzüge einer neuartigen Prozessmanagement-Software informiert zu werden.

»Sehr geehrten guten Morgen, meine Damen und Herren«, begann er, »ich freue mich, dass Sie alle den Weg in den siebzehnten Stock gefunden haben.«

Rolf stand schräg hinter ihm und schüttelte den Kopf. So wird das nichts, sagte er sich, trat näher an Philipp heran und legte ein paar Tentakel um ihn. Seine Haut war von einer dünnen Schleimschicht überzogen und schimmerte grünsilbern im Neonlicht.

Philipps Brustmuskeln verkrampften sich. Kalter Schweiß rann über seinen Rücken. Jetzt keine Angst zeigen. Herunterschlucken. Aber es half nichts. Sein Standbein schlotterte, seine Stimme stotterte.

»Werfen … wir zuerst … einen Blick auf die Agenda«, krächzte er. Er schaute auf die versteinerten Gesichter im Publikum und begann dann, die Bulletpoints von der Leinwand abzulesen.

Rolf zückte währenddessen einen orangen Trichter aus einem seiner Fettwulste, steckte ihn in Philipps Mund und erzeugte dabei ein lautes »Plopp«. Wie schade, dass das niemand im Raum hören kann, dachte Rolf. Es klang echt lustig. PLOPP! Dann holte er einen Sack Hobelspäne hervor, stieß mit einem Stoßzahn ein Loch hinein und entleerte den Inhalt in Philipps Hals. Er kicherte dabei so sehr, dass er gleich drei Tentakel benötigte, um sich seinen dicken, wabernden Bauch zu halten.

Philipps Mund fühlte sich an, als hätte jemand einen Sack Hobelspäne in ihm entleert. »Entschuldigen Sie«, krächzte er, legte den Laserpointer beiseite und griff nach dem Wasserglas auf dem Stehpult. Beruhig dich, befahl er sich und setzte zum Trinken an. Doch in seiner Anspannung verwechselte er Schlucken mit Atmen, und ein Schwall Wasser landete in seiner Luftröhre. Philipp röchelte, rang nach Luft, hustete. Ein Meer regungsloser Gesichter starrte ihn an.

Er stützte sich mit einer Handfläche auf dem Knie ab und richtete die andere in Richtung Saal, als wollte er seine Kollegen davon abhalten, ihm zu Hilfe zu eilen. »Alles okay«, japste er und erhaschte Felix' mitleidvollen Blick. Du schaffst das schon, schienen seine Augen zu sagen.

Er schaffte es nicht. Er griff nach dem Pointer, fühlte eine glibbrige Masse unter seinen Fingern und quietschte so laut wie zuletzt vor fünfundzwanzig Jahren, als ihm Temo eine Handvoll Regenwürmer in seine Spiderman-Shorts gesteckt hatte. Rolf war Philipp zuvorgekommen und hatte bereits eines seiner schleimigen Tentakel auf den Laserpointer gelegt. Er wollte gerade zu einem lustigen Spruch ansetzen, um die peinliche Situation zu entschärfen – doch just in dem Moment verkündete Philipp, er fühle sich nicht gut, überreichte den Pointer seinem Chef und rannte aus dem Sitzungszimmer.

So kann das echt nicht weitergehen, dachte der Dämon und schwebte genervt hinterher.

17

»Was war das denn grade?«, fragte Rolf entnervt, während sich Philipp in das Waschbecken der Männertoilette übergab. Rolf inspizierte das Erbrochene, entdeckte kleine orange Stücke darin und verzog seinen riesigen Mund. Er mochte keine Karotten.

18

Philipp und Amanda saßen sich am langen Holztisch gegenüber, den sie vor einigen Wochen im Keller seiner Mutter ausgegraben hatten. Normalerweise saßen sie an einem der Tischenden übereck, doch heute Abend hatte Philipp die beiden Teetassen in der Mitte des Tischs platziert und dadurch eine etwas klarere Grenze zwischen ihnen geschaffen.

»Ist ja jetzt nicht so, dass ich dich nicht gewarnt hab«, sagte Amanda.

Er hatte ihr alles erzählt. Die kleine rote Pille, die Schlange im Zelt, die kichernde Stimme, die Asseln im Schlafzimmer, die Blamage vor gesamtem Saal. Nicht einmal den Teil mit Lise hatte er ausgelassen.

Amandas Entsetzen hielt sich in Grenzen. Natürlich, der Teil mit dem belgischen Mädchen hatte gepikst in ihrem Herzen. Aber sie vertraute Philipp, glaubte seinen Beteuerungen, nichts sei gelaufen. Gleichzeitig freute es sie, dass ihr Partner als wildes Kreuzfahrtschiff nichts zu taugen schien.

»Bist du sicher, dass das nicht wieder irgend so ein doofer Temo-Scherz ist?«, fragte sie ihn.

»Amanda, ich hab gesehen, wie ein verdammter Tausendfüßler aus deinem Ohr gekrochen ist.«

»Ich dachte, es war eine Assel? Zwei Asseln.«

Philipp sagte nichts.

Amanda fasste sich ans Ohr. Es schauderte sie. »Vielleicht war's einfach ein bisschen viel.« Sie legte ihre Hand auf die von Philipp und spürte, wie er zusammenzuckte. »Du musst ja echt einiges aushalten im Moment. Anspruchsvoller Job, die bevorstehende Hochzeit, eine bedürftige Mutter, wilde Wochenenden und«, Amanda schlug ihre Augen auf, »rollige Freundinnen.«

»Verlobte«, warf Philipp ein.

»Daran werd ich mich nie gewöhnen. Verlobt klingt irgendwie doof. Wie ein missglückter Tennisschlag.«

Philipp versuchte ein Lächeln. »Amanda, das waren Halluzinationen. Keine Schwächeanfälle oder Kopfschmerzen. Ich bin hängen geblieben!«

19

Der Herbst war plötzlich gekommen. Nebelschwaden hingen in den Bäumen, und mit jedem Schritt spürte Philipp, wie das Gras unter seinen Füßen knackste. Er fragte sich, ob Geisteskranke Mühe hatten auszuschlafen. Im Garten der psychiatrischen Klinik herrschte bereits reger Betrieb. »Man sagt ›Menschen mit einer psychischen Krankheit‹«, hörte er Amanda in seinem Kopf sagen, »nicht ›Geisteskranke‹.« Sowohl Temo als auch Rolf hätten nochmals ganz andere Wörter gebraucht.

Während Philipp auf den Haupteingang zuging, sah er dem regen Treiben der Insassen zu. Eine junge Frau spielte aufgeregt mit einem Ball, zwei ältere Männer starrten voller Faszination zu Boden, und eine zottlige Blondine saß auf einer Schaukel und zappelte wie wild mit ihren Beinen und Schultern – ohne dass es ihr gelingen wollte, die Schaukel in Bewegung zu setzen. Dazwischen standen gähnende Pfleger und hielten Wache.

Rolf, der verschlafen neben Philipp schwebte, war froh, ein paar Kolleginnen und Kollegen zu sehen. Viel zu lange war ihm sozialer Kontakt verwehrt geblieben. Er winkte der überdimensionierten Kakerlake zu, die der jungen Frau den Ball zuwarf, und freute sich, dass die beiden Männer sich derart für das rege Treiben des Schlangenlochs im Gras interessierten. Nur beim Anblick der schleimigen Riesenschnecke bei der Schaukel verdrehte Rolf die Augen. Hätte es Philipp nicht so eilig gehabt, hätte Rolf ihr gerne gezeigt, wie man das Mädchen ordentlich anschob. Er kicherte über die Zweideutigkeit dieses Gedankens.

20

Gian Carlos Büro stand in krassem Kontrast zu den übrigen, lichtdurchfluteten, nach Desinfektionsmittel riechenden Räumlichkeiten der Klinik. Gleichzeitig entsprach es dem gängigen Klischee eines Therapiezimmers.

Philipps Augen wanderten über die klobige, mit Pferdefell bespannte Corbusier-Liege, über das riesige Regal, in dem dicht gedrängt dunkelrote Ledereinbände darauf warteten, ihre Weisheit preiszugeben, über die dunkelgrüne Nadelstreifentapete, die mit Universitätsdiplomen und Magritte-Drucken dekoriert war, an dem Segelschiff-Modell auf der Fensterbank entlang und blieb schließlich auf dem sorgfältig gerahmten Foto eines etwa zwölfjährigen, Spange tragenden Mädchens haften. Amanda war schon damals wunderschön gewesen.

Schwungvoll und mit wehender schlohweißer Lockenpracht trat Gian Carlo zur Tür herein. »Philipp, my man!« Unter seinem weißen Kittel trug er einen bunten Wollpullover, dessen Borsten nach einer herzhaften Umarmung einen roten Fleck auf Philipps Schlüsselbein hinterließen.

»Amanda meint, du hättest's ein wenig übertrieben? Zu viel Parteee?« Nicht erst seit er eine deutlich jüngere Freundin hatte, sträubte sich Gian Carlos Ausdrucksweise, mit seinem Alter Schritt zu halten. »Ich muss zugeben, ein wenig überrascht war ich schon. Deinem Kumpel, dem hätt ich das eher zugetraut. Dachte immer, ist nur eine Frage der Zeit, bis der mal hier auftaucht. Wie heißt er noch gleich? Tim? Timo?«

Philipp sagte es ihm.

»Temo! Genau. Auf den freu ich mich auf eurer Hochzeit. Ich hoffe nur, er lässt die Finger von meiner Madeleine.« Wenn Gian Carlo lachte, hörte es sich an wie der Schlachtruf eines mit Wackelpudding gurgelnden Trolls. »Aber jetzt erzähl mal. Was ist passiert?«

In Philipps Augen war Gian Carlo ein liebevoller Vater, Literatur- und Musikliebhaber, Possen- und Aufreißer, begnadeter Erzähler und Beschützer seiner Liebsten. Doch niemals hatte er ihn als vertrauenswürdigen Arzt wahrgenommen. Bis jetzt. Während ihm Philipp von den vergangenen Tagen berichtete, hörte Gian Carlo aufmerksam zu, machte sich mit seinem Montblanc Notizen und unterbrach Philipp da und dort, um eine Frage zu stellen.

Nachdem Philipp seinen Bericht beendet hatte, reagierte Gian Carlo nicht sofort. Er blieb ruhig sitzen und sah ihm in die Augen. In Philipps Magen rumorte es. Hatte er etwas vergessen, ja verschwiegen? Gab es da etwas, wovon er selbst nichts wusste? Was zu wissen er sich nicht traute? Ihm fiel nichts ein, was er als relevant erachtet hätte, und so ging sein Gehirn zur Frage über, ob Amanda ohne entsprechende Kosmetik eines Tages ebenso buschige, grau melierte Augenbrauen haben würde wie ihr Vater.

Mit einem Ruck stand Gian Carlo auf und öffnete den Wandschrank. »Den Beelzebub müssen wir mit dem Teufel austreiben!«

Beelzebub? Rolf fühlte sich geschmeichelt. Doch Philipp verstand nicht.

»Feuer muss mit Feuer bekämpft werden«, spezifizierte Gian Carlo und warf ihm eine kleine Kartonpackung zu.

»Wahrscheinlich hat dein Trip ein frühkindliches, nur scheinbar überwunden geglaubtes Trauma heraufbeschworen. Sollte aber nichts sein, was wir nicht mit ein paar Pillen wieder hinkriegen. Brauchst einfach eine ordentliche Dosis. Du hast gekleckert. Jetzt wird geklotzt.«

Und der Troll gurgelte.

21

Philipp drückte eine der Tabletten aus dem Blister und legte sie sorgfältig in den Trenner, den ihm Gian Carlo mitgegeben hatte. Er versuchte sich, so gut es in seinem gläsernen Kubus ging, hinter dem Bildschirm zu verstecken. Felix hatte ihm zur Flucht nach vorn geraten, doch er bevorzugte es, so lange unterzutauchen, bis etwas Gras über seinen misslungenen Auftritt gewachsen war. Er drehte am Verschluss seiner Cola-Flasche und griff nach der halben Tablette.

Rolf, der neben ihm Platz genommen hatte, verspürte hingegen keine Lust, sich zu verkriechen. Er beschloss, sich mit Händen und Füßen zu wehren.

Ein Ruck durchfuhr Philipps Arm, worauf ihm die Tablette aus der Hand fiel und unter den Schreibtisch kugelte. Er griff nach der zweiten Hälfte, die noch immer auf dem Trenner lag, und führte sie zu seinem Mund. Doch auf halbem Weg zuckte der Arm erneut. Philipp verspürte einen Krampf im Handgelenk und ließ los. Beim dritten, vierten und fünften Versuch wurde es noch schlimmer.

Den beiden Mitarbeiterinnen aus der Marketingabteilung, die zufällig an Philipps Büro vorbeigingen, bot sich ein merkwürdiges Schauspiel. Durch die Glasscheibe beobachteten sie, wie er auf ein kleines Plastikding einschlug, mit seinen eigenen Armen rang und mehrfach Cola über seinen Anzug schüttete. Sie führten später eine ausführliche und von persönlichen Ängsten geprägte Diskussion, ob Philipp an Parkinson, Burn-out oder Jähzorn litt.

Beim achten Versuch schaffte es Philipp, eine ganze Tablette zu schlucken.

»Scheiße, Scheiße, Scheiße«, fluchte Rolf und kitzelte mit einem Tentakel an Philipps Gaumenzäpfchen. Doch es war zu spät. Dank der potenten Mischung aus Cola und Magensäure, die wegen Philipps Dauerstress besonders sauer war, sickerte der Wirkstoff bereits durch Philipps Schleimhäute und entfaltete seinen Zauber. Rolf spürte, wie sich die Müdigkeit über ihn ergoss wie ein Topf voll warmem Honig. Wie gerne hätte er weitergeflucht und weitergeschrien. Doch seine Zunge entglitt seiner Kontrolle und flutschte leblos aus seinem Mundwinkel. Er rutschte vom Stuhl, plumpste auf den Teppich, und sein Blick fiel auf die Tablettenstücke, die er Philipp aus der Hand geschlagen hatte. Dann glitten seine Lider langsam über die Augen, und er fiel in ein dunkles, traumloses Loch.

Philipp, der von alledem nichts mitbekommen hatte, beschloss, sich endlich seiner Arbeit zu widmen. Er öffnete das neue Prozessmanagement-Programm, loggte sich ein und begann, die von seinen Kollegen hochgeladenen Modelle auf formale Fehler zu prüfen. Es würde ein guter Tag werden.

22

Philipp saß auf seinem schmalen Kinderbett und Amanda auf dem abgewetzten Drehstuhl beim Fenster. Ihre Füße lagen auf der mit Kugelschreiber vollgekritzelten Spanplatte, die Philipp jahrelang als Schreibtisch gedient hatte. Sie waren froh, dass Gisela sie aus der Küche gescheucht hatte. Philipp fühlte sich verpflichtet, seine Mutter alle paar Wochen zu besuchen, aber es fiel ihm von Mal zu Mal schwerer, Gesprächsthemen zu finden, die nicht in dem freundlich verpackten Vorwurf mündeten, er habe ihr lange nicht mehr bei der Gartenarbeit oder dergleichen geholfen. Und Amandas Verhältnis zu ihrer künftigen Schwiegermutter hatte sich nicht mehr erholt, seit ihr Gisela zum siebzehnten Geburtstag ein Buch mit Diättipps geschenkt hatte.

»Das Zimmer sieht aus wie ein Schrein«, sagte Amanda.

»Du kannst gerne Mamas Petition unterschreiben, damit ich die Sachen endlich mitnehme.«

»Du würdest ihr das Herz brechen.«

»Einmal mehr.«

Gisela hatte nichts an seinem Kinderzimmer geändert, seit er vor mehr als einem Jahrzehnt ausgezogen war. Noch immer hing das Poster des silbernen Lamborghinis an der Wand, an der Decke zog Kurt Cobain verträumt an einer Zigarette, und in einem wackeligen Metallregal verstaubten seine alten Donald-Duck-Comics.

Philipp nahm ein Foto samt Reißnagel von der Wand. Es zeigte einen Mann an einem Kiesstrand. Er trug knappe weiße Adidas-Shorts, sein Oberkörper war haarlos und jugendlich, das bärtige Gesicht war zur Kamera gerichtet. Eine coole Version von Philipp.

»Vermisst du ihn?«, fragte Amanda.

23

Philipps Vater hatte Gisela noch vor dessen Geburt für eine landesweit bekannte Fernsehmoderatorin verlassen – weshalb Philipp die Programmzeitschrift noch Jahre später aus dem Altpapier fischen musste. Seine Mutter wollte seinen Vater nie mehr sehen. Nicht einmal Geld durfte er schicken. Was ihre Gefühle betraf, ließ sie sich nichts anmerken. Verletzt? Sie? Mit jedem Tropfen Milch, den Philipp von ihrer Brust trank, schluckte sie ihren Zorn herunter und schwor sich auf ein Leben zu zweit ein. »Wir schaffen das auch alleine«, flüsterte sie ihm zu. »Du bist die Liebe meines Lebens. Du allein.«

Dann, ein gutes Jahrzehnt später, an einem sonnigen Mittwoch im Mai, bat ihn Gisela, sich zu ihr an den Frühstückstisch zu setzen. Philipp fragte sich, was so dringend war, dass es nicht bis nach der Schule warten konnte – und nachdem sie ihn informiert hatte, war er der Meinung, dass es durchaus hätte warten können, es ihm sogar lieber gewesen wäre, die Neuigkeiten erst am Abend oder auch erst im nächsten Jahrtausend zu erfahren.

»Er ist tot«, hatte sie ohne Umschweife gesagt.

»Wer?«

»Der Mann, der einst dein Vater hätte werden sollen.« Hätte werden sollen. Daran erinnerte er sich gut.

Sein Vater war zusammen mit der Moderatorin und ihren zwei Mädchen, deren Vater er tatsächlich geworden war, verunglückt. Ein Erdbeben der Stufe 7,1 hatte sie unter sich begraben, und mit ihnen starb auch Philipps Hoffnung, seinen Vater eines fernen Tages doch noch kennenzulernen.

24

»Nicht wirklich. Wenn ich das Foto anschaue, fühle ich … noch weniger als sonst«, sagte Philipp und stieß einen demonstrativen Seufzer aus.

Amanda nahm ihre Beine vom Tisch und drehte sich zu ihm. »Ach, Philipp, die Pillen sind doch nicht an allem schuld.«

»Was denn sonst?«, fragte er und steckte das Foto wieder an die Wand. Seit er dreimal täglich seine Dosis schluckte, waren weitere Panikattacken und Halluzinationen ausgeblieben. Gott sei Dank. Doch der Preis, den er dafür zahlte, war nicht unerheblich. Seine Beine waren taub und bleiern, er hatte Heißhungeranfälle und einen wiederkehrenden Albtraum, in dem ihm aus allen erdenklichen Körperöffnungen Würmer krochen und Tausendfüßler krabbelten.

All das hätte er ertragen wie ein Mann. Wäre da nicht diese andere Sache gewesen.

»Niemand ist schuld, Philipp«, sagte Amanda.

»Aber so weitergehen kann es nicht. Das hast du selbst gesagt.« Er drückte den Reißnagel tiefer in die Wand hinein.

»Ich hab nur gesagt, dass ich es vermisse, dein … zusammen … am besten sprichst du nachher nochmals mit Papa drüber.«

»Worüber denn?«, sagte Gisela. Selbst im niedrigen Türrahmen des alten Bauernhauses wirkte sie klein und schmächtig. Das Alter setzte ihr zu. »Amanda, deine Eltern sind hier. Und Essen ist auch fast fertig.«

25

Mit »Amandas Eltern« hatte Gisela Gian Carlo und dessen neunundzwanzigjährige Freundin Madeleine gemeint.

»Wie findest du die Karotten?«, fragte Amanda ihren Vater.

»Papa war noch nie ein großer Fan von Gemüse, nicht wahr, Schatz?«, sagte Madeleine und küsste Gian Carlo auf die Wange.

Die Lehrerin in Amanda fragte sich, was an dieser Aussage sie am meisten störte. Die Tatsache, dass Madeleine

a) ihren Vater »Papa« nannte,
b) so tat, als würde sie ihn besser kennen, als seine eigene Tochter es tat,
c) an seiner Stelle antwortete oder
d) überhaupt etwas sagte.

Sie entschied sich für a) und d). Madeleine und ihr Vater waren seit drei Jahren zusammen, weshalb es möglich war, dass sie über seine Essgewohnheiten tatsächlich besser Bescheid wusste ~~(b)~~. Dann hatte Gian Carlo gar nicht richtig zugehört, da er in sein Handy vertieft war. Seit ihm eine Patientin eine neue Fotoplattform gezeigt hatte, war er ganz versessen darauf, seine Segelbilder mit der Weltöffentlichkeit zu teilen. Drei Herzen hatte ihm das letzte Foto eingebracht. Eins von Madeleine, eins von Amanda und eins von besagter Patientin ~~(c)~~. Ja, definitiv a). Und d) sowieso.

»Hmm?« Gian Carlo prozessierte innerhalb eines Sekundenbruchteils, was er verpasst hatte. Wenn ihn seine jahrzehntelange Therapeutentätigkeit eines gelehrt hatte, war es die Fähigkeit, gleichzeitig zuzuhören und nicht zuzuhören. »Doch, doch, Karotten mag ich«, sagte er. »Gut für die Augen, hat man früher immer gesagt. Nicht wahr, Gisi?« Gian Carlo zwinkerte Gisela zu, was ihren blassen Wangen einen Hauch von Farbe verlieh.

»Die sind aus meinem Garten«, sagte Amanda.

»Nein!«, sagte Gian Carlo. »Die sind ja echt genial. Die hast du selbst gezogen?«

Amanda nickte lächelnd.

»Mandy, die Karottenmama!«

Gisela räusperte sich. Ihr Mund war voll.

»Und natürlich wunderbar gekocht, Gisi.«

»Ja. Voll zart und so«, sagte Madeleine.

»Total«, gab auch Amanda zu.

Gisela schluckte den Bissen herunter. »Das wollte ich dir noch sagen, Amanda. Die Karotten, die du mitgebracht hast, waren schimmlig.«

»Was?«

»Ja. Richtig schade. Aber zum Glück hatte ich noch welche im Keller.«

»Die waren doch nicht schimmlig.«

»Na ja, faulig halt.«

»Philipp, hast du das gehört?«

Philipp formte gerade einen Vulkan aus seinem Kartoffelstock. »Mama, die Karotten waren doch super.«

»Welche jetzt? Die schimmligen oder die hier?«, fragte Madeleine.

»Ich wollte nur nicht, dass sich Amanda den Magen verdirbt. Am Anfang kann das echt gefährlich sein«, sagte Gisela.

Philipp blickte auf. »Am Anfang?«

»An welchem Anfang?«, fragte Gian Carlo.

»Egal.« Gisela wischte sich mit der Serviette den Mund ab.

»Mama.«

»Ich weiß, es ist noch zu früh, um es zu sagen. Aber ich freue mich so, dass es geklappt hat.« Hinter ihrem knochigen Gesicht verbarg sich ein Strahlen, das Philipp bei seiner Mutter schon sehr lange nicht mehr gesehen hatte.

»Geklappt?«, wiederholten Philipp und Amanda gleichzeitig.

»Bin ich die Einzige, die es längst vermutet hat?«

Madeleine schüttelte den Kopf.

»Es?« Amanda kannte die Antwort bereits.

»Na ja.« Gisela deutete mit ihren Händen und Armen ein Ausdehnen über ihrem Bauch an und blies gleichzeitig ihre Wangen auf. »Man sieht es halt.«

»Oh oh«, sagte Gian Carlo und lehnte sich ein wenig zurück.

26

Philipp fand, dass Amanda erstaunlich gelassen reagiert hatte. Er wusste natürlich, dass sie die sonntäglichen Familienessen für eine Weile aussetzen würden, aber es hätte schlimmer kommen können.

Für einen Moment spielte sich der Rest des Abends wie ein Film vor seinem inneren Auge ab. Das Abkratzen der Karotten von den Wänden, das eiserne Schweigen während der Heimfahrt, der Streit beim Zähneputzen und das nächtliche Telefongespräch mit dem wahren Opfer der ganzen Geschichte: Mama.

Aber Gott sei Dank war es ihm gelungen, all das zu verhindern. Wie hatte Gian Carlo gesagt: Feuer muss mit Feuer bekämpft werden!

»Echt jetzt?«, fragte Gian Carlo und verschluckte sich.

»Echt jetzt«, bejahte Amanda und stocherte in den verdammten Karotten. Sie war froh, dass Philipp abgelenkt und das ihr so wichtige Thema angesprochen hatte. Wenngleich sie ein privates Gespräch zwischen Philipp und Papa vorgezogen hätte. Wie sie die erzwungen ungezwungene Art ihres Vaters hasste, über Sexualität zu reden. Wieso konnte er sich nicht an das ungeschriebene Gesetz halten, über die Generationsgrenzen hinweg nicht im selben Ton über solche Dinge zu sprechen wie mit seinen Segelkumpels?

»Wieso habt ihr mir denn nichts davon erzählt?«, fragte Gisela. Weder konnte sie glauben, dass Amanda nicht schwanger war, noch, dass man ihrem armen Philipp Drogen ins

Getränk getan hatte. »Du hättest dich doch bei mir erholen können. Hier auf dem Land.«

»Wirklich, Gisela, es ist so schön hier«, sagte Madeleine.

»Das ist eher selten«, sagte Gian Carlo, immer noch hustend.

»Ihr Armen«, sagte Madeleine, klopfte Gian Carlo auf den Rücken und warf Philipp ihren typischen Hundeblick zu. »Das stellt eine Beziehung ja ziemlich auf die Probe!«

»So schlimm ist es zum Glück nicht. Ich komm ja auf meine Kosten«, sagte Amanda.

»Ja. Bis auf das eine funktioniert ja alles. Ist einfach ein wenig frustrierend«, sagte Philipp, der sich wünschte, sein Vulkan bräche aus und tauchte das Esszimmer in eine dunkle Aschewolke.

»Ja aber dieses ›eine‹ ist für uns Frauen schon wichtig, gell?«, sagte Madeleine und zwinkerte Gisela zu.

Die lächelte verlegen, schaute auf ihre Uhr und begann, das Geschirr abzuräumen.

»Und ihr habt wirklich alles versucht?«, fragte Gian Carlo.

»Auf Biegen und Brechen«, antwortete Amanda und bereute sogleich, was da ihrem Mund entwichen war.

»Schönes Bild«, grunzte Gian Carlo. Doch als er Amandas verstörtes Gesicht bemerkte, bereute auch er, was er gesagt hatte. Er schlüpfte kurz in seine professionelle Rolle und sagte: »Nein, im Ernst, ihr zwei, macht euch keine Sorgen. Die allermeisten Nebenwirkungen verschwinden spätestens nach ein paar Monaten. Die kleinen Philipps müssen sich einfach erst an die neuen Umstände gewöhnen, bis sie sich wieder ans Tageslicht trauen.«

27

Regen prasselte an die großen Fenster des Gran Cafés, aus den Lautsprechern erklang eine Coverversion von *Don't Think Twice*, und der Bierschaum in Temos Schnurrbart zitterte.

»Jetzt nimmst du den Scheiß immer noch?«

»Was soll ich denn sonst tun?«

»Wie viel nimmst du?«

»Zwei … ach verdammt –«

»Was?«

»Heute Mittag hab ich's vergessen.«

»Ist vielleicht besser so.«

Das fand auch Rolf, der neben Philipps Füßen unter dem Tisch lang. Er hatte die letzten zwei Monate in einem fiebrigen Halbschlaf verbracht. Statt an Philipps Seite zu schweben, wie sich das für einen Dämon gehörte, blieb ihm nichts anderes übrig, als sich an dessen Beine zu kleben und sich mitschleifen zu lassen, weshalb sein Körper von blutigen Schrammen und Kratzern übersät war. Ohne ein Wunder, da war er sich sicher, würde er bald das Zeitliche segnen. Auch wenn er die Meinung vertrat, der Begriff »segnen« sei eines Dämons höchst unwürdig. Doch Temos Besorgnis machte ihm Hoffnung. Er mochte Temo. Und er freute sich, dass es endlich wieder mal einen ordentlichen Schluck zu trinken gab.

Philipp stellte sein Glas ab und fuhr sich über die Oberlippe. Er wollte nicht nur sicherstellen, dass sie krümel- und bierfrei war, sondern Temo seinerseits auf dessen Schaumschnauzer aufmerksam machen. Doch der tat Philipps Geste als nervösen Tick ab, nahm einen weiteren großen Schluck und machte die Sache nur noch schlimmer. Er sah jetzt aus wie ein greiser Adolf Hitler.

»Das ist pures Gift, glaub mir.«

»Vielleicht hast du recht.«

»Ich hab ganz sicher recht.«

»Amanda ist schon ganz hibbelig.« Philipp kratzte das Etikett von seiner leeren Bierflasche. Der Regen war inzwischen zu einem Gewitter geworden. Es blitzte und donnerte. »Weißt du, was ich meine?«

»Ich weiß es«, Temo grinste, »würde es aber gerne von dir hören.«

Philipp zerknüllte das Stück Papier und warf es über den Tisch. Es wurmte ihn, dass die Nebenwirkungen trotz Gian Carlos Beteuerungen noch immer nicht nachgelassen hatten.

»Vielleicht liegt's ja gar nicht an den Pillen. Womöglich brauchst du einfach Abwechslung.« Temo liebte Amanda wie eine Schwester – zumindest glaubte er, dass sich die Liebe zu einer Schwester ungefähr so anfühlen musste – und war sich ziemlich sicher, dass sie und Philipp füreinander bestimmt waren, was auch immer das heißen mochte. Aber er genoss es hie und da, seinen Freund an die verlockenden Alternativen zu dessen monogamem Lebensstil zu erinnern. Wenngleich er ihn insgeheim, und meistens an Sonntagabenden, ein klitzeklein wenig um diesen beneidete.

»Vielleicht könntest du statt der ewigen Bolognese mal was anderes probieren«, sagte er, »wie wär's mal mit Sushi?

Oder Dumplings? Tacos? Schawarma? Knödel? Indische Teigtaschen? Oder …«, Temo machte eine bedeutungsschwangere Pause, »saftige Hummerschwänze?«

Philipp wiederum genoss es, hie und da von seinem Freund auf die Probe gestellt zu werden. Irgendwie half es ihm, sich seiner seltenen Zweifel zu entledigen. Wie sagte Gian Carlo immer? Worte schaffen Wirklichkeit.

»Ich mag Bolognese«, erklärte Philipp, »und zwar in allen erdenklichen Spielarten. Mal scharf, mal mild, mal mit viel Fleisch, mal mit wenig, mal wild blubbernd, mal zwei Tage gekocht oder frühmorgens eine Fingerspitze in den Resteteller im Kühlschrank gedippt.«

Temo lachte. Auch Rolf entwich ein Kichern.

»Und vor allem«, fuhr Philipp fort, »müsste ich Spaghetti Bolognese dann für immer aufgeben. Das sind mir die indischen Teigtaschen nicht wert.«

»Vergiss die Hummerschwänze nicht.«

»Ist okay«, sagte Philipp und nahm einen Schluck. »Aber ja, wegen ein paar lächerlichen Wahnvorstellungen will ich meine Beziehung nicht aufs Spiel setzen.«

Rolf hob seine Augenbrauen. Hatte ihn Philipp gerade »lächerliche Wahnvorstellung« genannt? So weit war es also gekommen. Er hätte gerne hochgeschrien: »Deine Mutter ist eine lächerliche Wahnvorstellung!« Aber nicht nur war er dafür viel zu schlapp, sondern hätte er Philipps Aussage damit irgendwie auch bestätigt.

Temo und Philipp schwiegen für einen Moment und beobachteten ein paar Passanten, die sich durch den Regen kämpften.

»Glaubst du echt, dass dich Amanda wegen dem Scheiß verlässt?«

»Nicht heute oder morgen.« Er dachte an das leere Zimmer in ihrem neuen Haus, das Amanda immer Kinderzimmer nannte. »Aber so weitergehen kann es nicht …«

»Dann sehe ich keinen anderen Ausweg mehr.« Eine Spur Feierlichkeit hatte sich in Temos Stimme geschlichen.

Philipp blickte auf.

»Du musst zu Hua Tuo.«

»Huo wer?«

Für den Bruchteil einer Sekunde tauchte ein Blitz das Gran Café in ein gleißendes Licht. Dann folgte ein lautes Donnern.

28

Philipp brauchte mehrere Minuten, bis er den richtigen Klingelknopf unter den zahllosen exotischen Namen gefunden hatte.

Er drückte ihn und wartete. Die metallene Schiebetür ging mehrmals auf und spuckte illustre Gestalten aus: eine alte, in Wolldecken gehüllte Dame, deren Rottweiler größer wirkte als sie selbst, eine indische Großfamilie mit einer nicht enden wollenden Kinderschar, ein junges, kahl geschorenes Männchen, das Philipp an den heroinsüchtigen Spud aus *Trainspotting* erinnerte, und ein junges, hübsches Paar, dessen abgewetzte Kleidung nicht über die Tatsache hinwegtäuschen konnte, dass es die graue Siedlung am Stadtrand wohl aus freiem Willen und nicht aufgrund wirtschaftlicher Zwänge bewohnte. Die beiden waren der Anfang vom Ende. Bald würden weitere hübsche und hippe Menschen einziehen, und sowohl die Großfamilie als auch Spud würden gezwungen sein, weiterzuziehen in Richtung Peripherie. Nur die alte Frau bekäme von alledem nichts mehr mit, da sie wenige Wochen später an einem Aneurysma sterben und nur dank dem traurigen, hungrigen Jaulen ihres Hundes, der übrigens auch Philipp beziehungsweise Flip hieß, überhaupt gefunden werden würde.

Während ein dunkelhäutiger Kindergartenzwerg seinen Schlüssel ins Schlüsselloch steckte, ohne dabei die goldene Halskette, an dem dieser hing, abzunehmen, hörte Philipp ein leises Summen, das, dessen war er sich ziemlich sicher, ihm galt. Er folgte dem kleinen Jungen in die spärlich beleuchtete Eingangshalle.

29

Wie Rolf diesen Bodenbelag hasste. In den letzten Wochen war er zum unfreiwilligen Experten geworden. Er kannte sie alle: Teer (scheiße), Kies (grauenvoll), Pflasterstein (argh!), Teppich (okay), Teppichboden (na ja), Marmor (hart, aber immerhin rutschig), Rasen (so lala), Fliesen (eher unangenehm) und erster Schnee (wunderbar, gleichzeitig glitschig und kühlend). Doch dieser dunkelgrüne, nach Gummi stinkende und vor allem absolut rutschfeste Belag war der Vorhof zur Hölle – auch wenn sich Rolf nicht sicher war, ob die Hölle der Menschen nicht der Himmel der Dämonen war. Unter Schmerzen ließ er sich von Philipp mitschleifen und zog eine blutige Schleimspur auf dem langen Korridor nach sich, die trotz der grellen Neonbeleuchtung nur für die wenigsten Menschen sichtbar war. Noch gehörte Philipp nicht zu diesen Menschen.

30

Hatte sich Temo einen Spaß mit ihm erlaubt oder schlichtweg den Verstand verloren? Wieso hatte er, der angehende Herzchirurg, dessen steile Karriere genauso sicher schien wie sein unumstößlicher Glaube an den menschlichen Fortschritt, ihn nur hierhergeschickt? Ein zweijähriges Mädchen in rosa Unterhosen krabbelte auf allen vieren an Philipp vorbei und bellte ihn an. Philipp wollte freundlich zurückbellen, brachte jedoch nur ein halbherziges Krächzen heraus. Darauf drückte er die Klingel und trat ein.

Er hatte erwartet, dass ihm eine sanfte Wolke fernöstlicher Düfte entgegenwehen würde, dass das Therapiezimmer in rotgoldenes Licht getaucht und ein alter CD-Player chinesische Flötenklänge von sich geben würde. Stattdessen betrat Philipp eine Gefängniszelle. In der Mitte stand eine Liege, die mit einem Tuch bedeckt war. Dessen undefiniertes Grau harmonierte perfekt mit dem bewölkten Himmel hinter einem Kippfenster. Der Rest des Raumes war leer. Boden, Decke und Wände waren schwarz gestrichen. Philipp wäre am liebsten davongerannt.

»Philipp?«, fragte ein Stimmlein.

Er erschrak und sah sich um. »J… ja?«

»Freund von Temo, ja?« Hinter der Liege tänzelte eine winzige Asiatin hervor und schüttelte ihm freundlich die Hand.

Temo hatte gesagt, Hua Tuo sei siebentausend Jahre alt, was Philipp gar nicht mal so übertrieben fand. Und trotzdem sah sie in ihrem roten Kleidchen irgendwie sexy aus.

Philipp erzählte ihr von seinem Leiden. Hua Tuo unterbrach ihn nicht ein einziges Mal. Im Gegenteil: Immer wenn er sich sicher war, alles erzählt zu haben, schaute sie ihn so lange an, bis ihm ein weiteres Versatzstück einfiel, von dem er sich vorstellen konnte, dass es für ihre Arbeit und seine Heilung relevant sein könnte.

»Pillen«, sagte sie schließlich.

»Ja, ich nehme Pillen. Wie gesagt, der Vater meiner Freundin … meiner Verlobten … ist Psychiater im –«

»Mir geben«, unterbrach ihn Hua Tuo.

Philipp kramte in seinem Rucksack, bis er die kleine Schachtel gefunden hatte. Er gab sie ihr.

Hua Tuo drückte die verbliebenen Tabletten einzeln aus der Fassung. »Teufel!«, sagte sie, warf die Tablette zu Boden und zerstampfte sie mit ihren Absätzen. Sie überlegte kurz, ob sie auf das staubige Überbleibsel draufspucken soll, um ihre Aktion noch etwas theatralischer zu gestalten. Seit ihrer Erfahrung als Puck im Schülertheater des King-George-V-

Gymnasiums in Hongkong waren ihr solche Techniken mächtige Verbündete im Kampf gegen die Probleme ihrer Patienten. Doch da ihre Putzfrau im Urlaub in Rio de Janeiro weilte und sie keine Lust hatte, ihre eigene Spucke aufzuwischen, ließ sie es bleiben. Den jungen Mann würde sie auch so wieder hinkriegen.

31

Philipp hatte einen Moment gebraucht, bis er Hua Tuos bruchstückhafte Anweisung verstanden hatte, sich nackt auszuziehen und auf die Liege zu legen. In der Zwischenzeit war sie hinter einem Vorhang verschwunden und mit einem Körbchen zurückgekehrt. Sie legte es neben Philipp auf die Liege, umfasste sein Handgelenk und beobachtete den Sekundenzeiger der goldenen Rolex, die an ihrem dünnen Arm prangte und für Philipp nicht so recht ins Bild passte.

Kalter Schweiß quoll aus seinen Handflächen. Hätte man ihn nach dem Grund gefragt, hätte er geantwortet, dass er große Angst vor den bevorstehenden Nadelstichen hatte, und verschwiegen, dass er befürchtete, eine Erektion zu kriegen. Doch der wahre Grund für Philipps feuchte Hände war der blanke Horror, den Hua Tuo in Rolf auslöste. Dieser spürte, dass er es mit einer mächtigen Gegnerin zu tun hatte.

Philipp hatte immer gedacht, dass Akupunkteurinnen wenige hauchdünne Nadeln in besonders weiche Stellen des

Körpers stachen. Nicht so Hua Tuo. Sie hämmerte mindestens dreißig Stricknadeln in alle möglichen Körperteile. Sie machte keinen Unterschied zwischen Knochen, Muskeln, Zunge oder Augapfel.

Das war zumindest die Geschichte, die Philipp noch viele Jahre später seinen Kindern und Kindeskindern erzählte. Doch so genau stimmte das nicht. In der Welt, die Philipp bis zu diesem Zeitpunkt als Realität bezeichnete, in der Welt der Versicherungspolicen und Betonhäuser am Stadtrand wurde Philipp bereits nach der ersten, sehr dünnen Nadel, die Hua Tuo vorsichtig unter den Nagel seines rechten großen Zehs stach, ohnmächtig. Was nicht heißen soll, dass die Geschichte, die Philipp bis heute erzählt, gelogen ist. Sie trug sich schlicht und ergreifend in einer anderen Realität zu, im Unbewussten, im Land der Träume, in der Zone des Zwielichts, im Königreich der Geister – oder schlicht und ergreifend in Philipps Hirn. War sie deswegen weniger wahr? Amanda, Felix, Madeleine, Gisela und die beiden Mitarbeiterinnen aus dem Marketing hätten dies ohne zu Zögern bejaht, Hua Tuo, Gian Carlo, Temo, Lise und Rolf hingegen verneint.

Wahr oder nicht, während Philipp ein- und ausatmete und Hua Tuo abwechselnd den Puls ihres Klienten prüfte und Rätsel auf ihrem Handy löste, trug sich in der Welt jenseits des Physischen eine bemerkenswerte Szene zu.

32

Philipp hütete sich, auch nur die kleinste Bewegung zu machen. Jedes Zucken, jede Drehung und jede tiefe Atmung hätte sein bis zum Anschlag gespanntes Nervenkostüm erbeben lassen und unvorstellbare Qualen zur Folge gehabt – dessen war er sich sicher.

Er spürte, dass er nicht allein war. Hua Tuo konnte es nicht sein. Sie war bereits vor Stunden zu einem Baum geworden, dessen mit rosa Blüten behangene Äste sich um seine Arme schlangen und süßliche Düfte verströmten. Aber in seinem Augenwinkel erkannte er den Schatten einer zweiten Liege, auf der er eine seltsam vertraute Präsenz verspürte.

»Du verdammter Penner«, sagte Rolf. Auch in seinem Körper steckten zig Nadeln. »Wir hätten so eine schöne Zeit haben können, du und ich.« Mit einem Tentakel umschloss er die Nadel in seinem Bauch und zog sie mit einem Ruck heraus. Der Schleim, der aus der Wunde spritze, landete auf Philipps Wange. »Aber das Verhandlungsfenster für kleine Scheißer ist ab sofort geschlossen.« Er formte ein Tentakel zu einem viereckigen Fensterrahmen und machte mit einem anderen eine Schließbewegung. Dann hievte er sich von der Liege und kroch in Richtung Philipp. Der Raum war größer, als er ihn in Erinnerung hatte, aber es war nur eine Frage von Minuten, bis er Philipps unbeweglichen Körper am anderen Ende erreicht haben würde. Und dann, oh dann würde dieser was erleben.

33

Der Puls ihres Patienten schnellte in die Höhe. Hua Tuo pausierte ihr Rätselspiel, legte das Handy beiseite und justierte die vier Nadeln in Philipps Bauch. Anschließend desinfizierte sie einen Punkt zwischen Philipps Brustwarzen, griff nach einer besonders dünnen und langen Nadel, holte aus, zielte und jagte sie direkt in Philipps Herz.

34

Lichtstrahlen schossen aus Philipps Brust, und er stellte verwundert fest, dass sich das Therapiezimmer in eine Waldlichtung verwandelt hatte. Über ihm thronten die Baumwipfel, durch deren Blätter das Sonnenlicht sickerte. Er lag auf trockenem Laub, vernahm Vogelgezwitscher und das leise Plätschern eines Baches, in dem – er hatte keine Ahnung, wieso er das wusste – sich die Geister des Waldes den Schmutz der Zivilisation von ihren blauen, halb durchsichtigen Leibern wuschen.

Doch zu seiner Linken spürte Philipp noch immer die Präsenz des pechschwarzen Schattens. Er wurde größer. Und größer. Und größer.

Dann sah er ihn: Ein riesiger, dunkler Schlund robbte auf ihn zu und sog alles ein, was ihm in die Quere kam. Bäume, Eichhörnchen, Schmetterlinge – sogar ein Reh verschwand quäkend in dem dunklen Strudel. Philipp packte der Horror.

Was geschah hier? Eine schwere Metallkette schnürte sich um seine Brust und schnitt ihm den Atem ab. Braune Blätter fielen von den Bäumen. Es begann zu schneien.

35

Philipps Puls wurde wieder schneller. Hua Tuo runzelte die Stirn und legte ihr Handy abermals zur Seite. Sie klemmte den Ansatz der Nadel, die in Philipps Brust steckte, zwischen Daumen und Zeigefinger und rüttelte sanft daran.

36

Die schwarzen Wolken am Himmel lösten sich auf, und die Sonne drückte abermals durchs Geäst. Das Muster aus Licht, Blättern und Ästen beruhigte Philipp, und er nahm einen tiefen Atemzug. Wieder schossen weiße Strahlen aus seiner Brust. Dieses Mal sprengten sie seine Ketten in tausend Teile, die verglühten, noch bevor sie den Waldboden erreichten. Philipp hörte ein Kreischen, ähnlich dem eines Adlers. Doch das Geräusch kam nicht aus den Lüften, von den Baumwipfeln oder den spitzen Bergen, die den Wald umschlossen. Nein, es war ganz nah. Dann sah er es. Inmitten der Lichtfluten, die aus seiner Brust strömten, stieg ein rotes, brennendes Wesen empor. Es flatterte mit seidenen Flügeln und wedelte mit einem Schwänzchen, das mit goldenen Zacken bestückt war.

Dann erlosch das Feuer, und das Wesen plumpste auf Philipps Brust. Bis auf sein kleines rundes Bäuchlein war sein ganzer Körper von rotem Haar bedeckt. Es nahm einen tiefen Atemzug. So tief, als hätte es den Duft der Freiheit seit Jahrhunderten nicht mehr gerochen, und so tief, dass es sich ein wenig verschluckte und einen kleinen Hustenanfall erlitt. Es klopfte sich mit seinem Fäustchen auf die Brust und stieß einen tiefen Rülpser aus, der mit einer kurzen, aber heftigen Feuerfontäne aus Ohren, Mund und Nasenlöchern einherging. Anschließend lächelte es Philipp, dem es versehentlich die Augenbrauen angesengt hatte, freundlich zu. Es hüpfte ein wenig näher zu dessen Kinn, drückte seine Wange auf die von Philipp und umschloss dessen Kopf mit seinen Flügeln. Obwohl sich die beiden seit bald dreißig Jahren nicht mehr in den Arm genommen hatten, war es wie immer. Philipp und der kleine Drache waren ein Herz und eine Seele.

37

Hua Tuo hatte soeben das nächste Level erreicht, als sie das Lächeln auf dem Gesicht ihres schlafenden Patienten bemerkte. Sehr gut, dachte sie sich, jetzt scheint alles zu klappen. Sie öffnete das Kippfenster und verschwand für einen Moment auf der Toilette.

38

Scheiße, was macht denn der jetzt hier?, dachte sich Rolf. Seine klebrigen Tentakel waren nur noch wenige Meter von Philipp entfernt, und genau jetzt tauchte dieser kleine Wicht auf. Na ja, musste er halt alle beide fressen. Und dann, ja dann würde er das Zepter, Ruder, oder wie auch immer die Menschen das nannten, endlich wieder übernehmen.

Sein Lachen brachte das ganze Zimmer zum Zittern, weshalb ihn jetzt auch der kleine Drachen bemerkte. Der tätschelte Philipps Wange, sprang voller Selbstvertrauen von der Liege und bäumte sich vor dem Dämon auf.

Rolf zuckte zusammen. Doch sogleich erinnerte er sich daran, dass er mindestens zehnmal so groß, glibbrig und gemein war wie sein Gegner – und dass ihm Drachenfleisch außerordentlich gut schmeckte.

39

Hua Tuo riss einen Streifen Toilettenpapier von der Rolle, faltete diesen zu einem kleinen Quadrat und pfiff dazu Wagners *Ritt der Walküren*. Sie freute sich auf den Feierabend.

40

Philipp sollte später oft und gerne von dem erzählen, was dann passierte. Und auch seine Kinder und Kindeskinder mochten diesen Teil am liebsten. Denn jedes Mal, wenn Philipp die Geschichte erzählte, klang sie ein wenig anders. Auch dies war wiederum kein Wunder, Philipp war ja nicht in der Lage, sich umzusehen, und bekam nur Bruchstücke davon mit, was sich zwischen Rolf und dem kleinen Drachen zutrug. Der Rest entsprang jedes Mal von Neuem seiner Fantasie.

Nur bei zwei Versatzstücken ist sich Philipp ganz sicher, dass sie genau so passiert sind.

Erstens konnte er aus seinem Augenwinkel beobachten, wie der kleine Drache Rolf quer durch den Wald jagte. Der war danach so eingeschüchtert, dass er versuchte, durch das kleine, vergitterte Klappfenster zu flüchten. Er scheiterte nur, weil er zu dick war und stecken blieb. Wer weiß, wie Philipps Leben verlaufen wäre, wenn Rolf damals etwas dünner gewesen wäre.

Das zweite Versatzstück hat Philipp nicht mit eigenen Augen gesehen. Zum guten Glück, der Anblick wäre so grauenvoll gewesen, dass er nie mehr in seine Realität zurückgefunden hätte. Doch er hörte es. Irgendwie musste es Rolf gelungen sein, das Blatt zu wenden, den armen Drachen zu packen und kurzerhand hinunterzuschlucken. Niemals würde Philipp das knackende Knirschen und das qualvolle Gequietsche vergessen, das sein kleiner Freund von sich gab, bevor er verstummte. Es klang so schlimm, dass Philipp sogar versuchte, zu Hilfe zu eilen. Für einen Moment hatte er vergessen, dass sein Körper voller Nadeln steckte, und erst der qualvolle Akkord, den sein Aufbegehren auf den Saiten seiner Nervenbahnen spielte, erinnerte ihn daran.

41

Temos Stimme klang aus der Freisprechanlange: »Das klingt doch sensationell! Glaub mir, das alte Luder hat schon viel schlimmere Fälle wieder hingekriegt.«

»Meinst du?« Philipp hatte Mühe, sich auf den Feierabendverkehr zu konzentrieren.

»Ja, Mann! Weißt du noch, wie ich nach meinem Titicacatrip drauf war?« Temo hatte Mühe, sich auf den offenen Bauch seines Patienten zu konzentrieren. Eine Operationsschwester hielt ihm das Telefon ans Ohr.

»Das war sie? Du warst selbst bei Hua Tuo?«

»Zigmal. Wie fandest du ihre Absteige? Irrer Laden, was? Ist aber nur Show. Eigentlich wohnt die Gute in ’ner schönen Stadtvilla.«

»Das erklärt die Uhr«, sagte Philipp und bog auf eine Landstraße ein. »Aber verdammt, Temo, angenehm war’s nicht. Als ich auf der Pritsche lag, hatte ich die schlimmsten Albträume meines Lebens. Voll echt.«

»Ist normal. Hast du bald wieder einen Termin?«

»In vier Wochen.«

»In VIER WOCHEN?«, brüllte Temo in sein Handy.

Die Schwester war so freundlich, das Telefon etwas weiter wegzuhalten.

»Schöne Scheiße.«

»Schöne Scheiße?«

»Ach, die wird schon wissen, was sie tut. Ich glaube, ihr geht's darum, dass man lernt, sich selbst zu helfen und so'n Kram.«

»Sie hat gesagt, ich muss lernen, neu zu sehen. Tiefer zu sehen.«

»Das kenn ich. Sie hilft dir nur, deine Probleme zu erkennen. Zu sehen. Lösen musst du sie selbst.«

»Klingt verheißungsvoll.«

»Worum ging's in den Träumen?«

»Ich dachte, du hasst es, wenn dir Leute von ihren Träumen erzählen? Ich sag nur: Meret.« Meret war eine von Temos Ex-Freundinnen.

Temo lachte. »Mann, hat die mich jeden Morgen vollgesülzt. Aber Albträume find ich geil. Und wenn Hua Tuo ihre Hände im Spiel hat, erst recht.«

Philipp versuchte, sich zu erinnern. »Na ja, zuerst war's schön. Da war ein Baum, viele Bäume, Wind und –« Er schluckte. Auf einmal erinnerte er sich. »Ein Kampf. Ein fettes, hässliches Monster.«

»Wow«, sagte Rolf, der auf dem Beifahrersitz saß. Er drückte die Schnalle des Sicherheitsgurtes ins Schloss. »Das ›fette, hässliche Monster‹ hätte sonst auch einen Namen.« Er zeigte die Gänsefüßchen mit je zwei Tentakeln an.

»Und das Ding wollte mich richtiggehend verschlingen«, sagte Philipp, die Augen auf der Straße.

»Der Klassiker!«, rief Temo voller Verbundenheit. Er begann damit, den Bauch seines Patienten zuzunähen.

»Mann, ich hatte Scheißangst. Und dann kam so ein kleiner Vogel.«

»Ein Drache«, korrigierte ihn Rolf.

Philipp schaute kurz zum Beifahrersitz und wieder nach vorn. »Ein Drache«, korrigierte er sich. Dann drehte er seinen Kopf erneut und sah ihn. Rolf.

»Hi! Ich bin Rolf. Dein Dämon«, sagte der und streckte ihm ein Tentakel entgegen.

Beinahe hätte Philipp einen Herzinfarkt erlitten. Stattdessen kam er vor Schreck von der Straße ab und raste mit achtzig km/h in einen Apfelbaum.

»Philipp?«, fragte Temo. »Weg ist er.«

Die Schwester legte das Telefon auf eines der metallenen Tablette.

ZWEITER TEIL

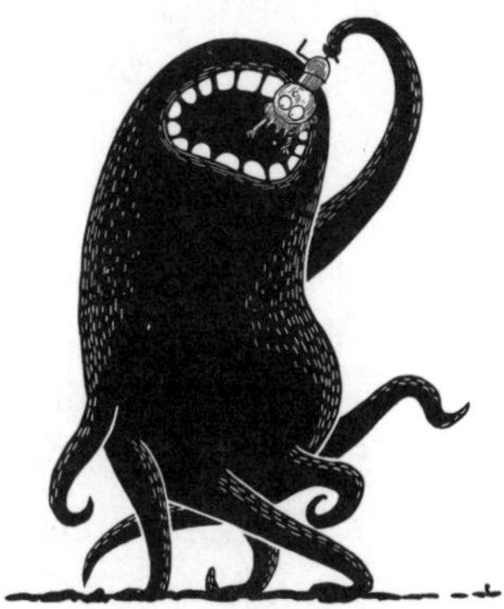

42

Es duftete nach frischen Blumen, Amandas Parfum, Temos Deodorant und nach Putzmittel. Die Plastikjalousien warfen ein gestreiftes Muster auf Philipps bärtiges Gesicht.

»Gesichtshaar schneiden wir seit Neuestem erst nach einem Monat«, erklärte der Pfleger.

»Sparmaßnahmen«, ergänzte Temo.

»Darum sehen unsere männlichen Komapatienten zurzeit alle etwas verzottelt aus.« Der Pfleger hätte gerne angefügt, dass er sie seither auch einiges sexyer fand, biss sich aber auf die Lippen.

»Verzottelt?«, fragte Temo. »Der Junge sah nie besser aus.«

»Aber echt, Mandy. Höllisch sexy«, fügte Gian Carlo an. »Ich dachte immer, da gibt's noch Luft nach oben. Doch jetzt muss ich meine Meinung revidieren. Dein Verlobter ist ein wunderschöner Mann!«

Amanda musste zugeben, dass Philipp besser aussah als sonst, nicht zuletzt dank dem weit ausgeschnittenen türkisen Patientenhemd, das ihm viel besser stand als die nicht mehr wegzudenkenden Anzüge. Aber auch die rote Schramme, die von Philipps rechter Schläfe über seine Nase bis zu seinem linken Ohrläppchen verlief, leistete auf ihre Art einen Beitrag.

Philipp öffnete die Augen.

»Willkommen zurück, mein Alter«, sagte Temo und kniff ihm in den großen Zeh.

Amanda blieb stumm. Eine Träne kullerte über ihre Wange. Was hatte er ihr für einen Schrecken eingejagt. Sie nahm ihn in den Arm und beschloss, ihn nie mehr loszulassen.

Philipp wusste überhaupt nicht, was los war. Man erklärte ihm, dass er einen schlimmen Unfall gehabt hatte und für einige Tage sediert gewesen war, jedoch abgesehen von ein paar Prellungen keine bleibenden Schäden erlitten hatte.

»Wieso hast du nur deine Pillen abgesetzt?«, fragte Gian Carlo. »Dass so was schweinegefährlich ist, muss ich dir ja jetzt nicht mehr sagen.«

Philipps schläfrige Augen wanderten zu Amanda.

»Oh.« Gian Carlo verstand sofort. »Wie selbstlos von dir«, sagte er. »Aber ich hab dir doch gesagt, das geht vorbei. Und auch wenn ich mich riesig auf ein Enkelchen freu, Mandy sollte jetzt eh nicht schwanger werden, so kurz vor der Hochzeit. Die zwanzig Kisten Ruinart in meinem Keller trinken sich nicht von alleine.«

Er gurgelte sein Lachen, seine Tochter errötete, und Temo grinste.

43

Bevor sie gegangen waren, hatte Gian Carlo ein neues Schächtelchen auf den Nachttisch gelegt.

»Denk nicht mal dran«, ächzte es neben Philipp. Auch

Rolf hatte es übel erwischt. Eine braune, vereiterte Naht verlief von seinem rechten Horn quer über die Schnauze bis hin zum Ansatz seines dicken Halses.

Philipp schrie, dass das ganze Bett zitterte. Tausend Gedanken schossen ihm beim Anblick des schlabbrigen, breitmauligen, tentakeligen, glubschäugigen Monsters, das es sich neben ihm im Krankenbett gemütlich gemacht hatte, durch seinen lädierten Kopf. Er griff nach der Schachtel, drückte vier Pillen heraus und schluckte sie so schnell er konnte und ohne Wasser herunter. Gulp, Gulp, Gulp, Gulp.

»Mann! Du machst … alles …«, stöhnte Rolf, »nur … noch … schlimm-« Seine Augen fielen zu, und sein riesiger Kopf sank in das Kopfkissen.

Philipp atmete auf. »Ach, fick dich doch!«, sagte er und fühlte sich ein bisschen wie ein Westernheld, der gerade einen Schurken zur Strecke gebracht hatte.

44

»Sie hilft dir nur, deine Probleme zu erkennen. Lösen musst du sie selbst«, hörte er Temo sagen. Und da lag es also, sein Problem, und schnarchte. Die Pupillen unter den dicken, von Furunkeln überzogenen Lidern rasten hin und her, seine zahllosen Tentakel zuckten, und hie und da gab es wehleidige, unverständliche Laute von sich. Beinahe verspürte Philipp Mitleid mit diesem Monster, das ihm mehr als seinen

Schlafplatz strittig machte. Doch dann dachte er daran, wie das Ding drauf und dran gewesen war, sein Leben zu ruinieren. Ein Albtraum? Nein, Philipp war hellwach, und neben ihm lag ein Wesen, dessen Schnarchen er hören und dessen stinkigen Atem er riechen konnte. Es gab keine Zweifel mehr. Er war offensichtlich einhundertprozentig, komplett und unwiederbringlich wahnsinnig geworden.

Philipp fasste sich an die Stirn. Soweit er erkennen konnte, war sie nicht heißer als sonst. Kein Fieber. Er stellte sich eine Rechenaufgabe: Dreitausendvierhundertdreiunddreißig mal zwei durch fünf plus achthundertneunzig. Kein Problem. Zweitausendzweihundert… dreiundsechzig und ein Fünftel. Er versuchte, sich an die vergangenen Tage, Wochen und Monate zu erinnern. Bis auf die eine Nacht in Belgien war alles da. Er ohrfeigte sich, kniff sich in den Arm, wälzte sich, nahm das Glas Wasser, das auf dem Nachttisch stand, und schüttete es sich ins Gesicht. Es half alles nichts. Er war nicht nur wach, sondern auch bei jenem glasklaren Verstand, der ihm geholfen hatte, sich durchs Gymnasium, das Studium und die ersten Jahre seines ereignislosen Berufslebens zu schummeln.

Er nahm all seinen Mut zusammen, streckte den Finger in Richtung des Monsters, berührte kurz dessen Haut – sie war weich und schleimig – und zog seine Hand rasch wieder zurück. Grauenvoll. Nicht nur konnte er es sehen und riechen – auch anfassen ließ es sich. Ob er es auch … schmecken konnte?

Eine Geschichte, die ihm Temo einst erzählt hatte, blubberte sich in sein Bewusstsein. Dieser hatte während einer längeren Reise durch Südamerika von einem Schamanen im Urwald die »altehrwürdige« Technik gelernt, Pfeilgiftfröschen über den Rücken zu lecken, und danach den ultimativen Trip erlebt.

Vielleicht sollte Philipp dasselbe mit dem Monster probieren? Den Trip mit einem Trip bekämpfen? Nein, lieber stupste er es nochmals vorsichtig an. Das Monster gab ein wohliges Brummen von sich und drehte sich weg.

So konnte es nicht weitergehen. Er versuchte, das schleimige Ding mit beiden Händen zu bewegen, es zu wecken, zur Rede zu stellen. »Rolf!«, schrie er. »So heißt du doch! Rede mit mir! Wer bist du, verdammt noch mal?! *Was* bist du?« Es half alles nichts. Das Monster schlief tief und fest.

Philipps hysterisches Geheul hatte eine Nachtschwester alarmiert. »Bitte, bitte sagen Sie mir, dass Sie ihn auch sehen«, flehte Philipp sie an.

»Ich dachte eigentlich, dass ›er‹ eine Sie ist«, sagte sie, hob ihre Mundwinkel zu einem ehrlichen und gutmütigen Lächeln und streichelte über das kleine Plüschschaf, das neben dem Blumenstrauß auf dem Nachttisch saß und ins Leere starrte.

Dann hängte sie eine Beruhigungsmittellösung an den Tropf und hielt Philipps zitternde Hand, bis er eingeschlafen war.

45

Als Philipp aufwachte, lag er am äußersten Rand des Bettes. Er schaute auf die halb geschlossenen Jalousien und die knorrigen Bäume, die sich sanft im Wind bewegten. Ihre Blattkleider hatten sich fast gänzlich gelichtet.

»Bitte, bitte, sei weg!«, betete er.

Noch immer wünschte er sich nichts sehnlicher, als dass alles nur ein bitterböser Traum war. Aber der Einzige, der träumte, war Rolf. Noch immer lag er neben ihm. Noch immer zeichneten sich unter seinen Lidern die hin und her rasenden Pupillen ab.

Philipp stand so leise wie möglich auf, zog seinen Tropf hinter sich her und humpelte in das kleine Badezimmer auf Rolfs Bettseite. Er hatte gut siebeneinhalb Stunden geschlafen. Gian Garlos Pillen hatten jedoch nur eine Wirkungsdauer von sechs Stunden – auch bei mehrfacher Dosis. So kam es, dass Rolf langsam seine Augen öffnete.

Philipp verrichtete gerade sein Geschäft im Stehen, und Rolfs Blick fiel auf dessen nackten Po. Er kicherte. Wieso zur Hölle hatten Patientenhemden immer einen dermaßen lächerlichen Schnitt? Er machte sich eine geistige Notiz, eine der Krankenschwestern zu fragen, nachdem er sie verführt haben würde. Mit so einem hübschen Arsch wie dem, der ihm hier entgegenstrahlte, wird das ja keine große Herausforderung sein, dachte er sich. Er nahm ein Tentakel, spannte es wie ein Gummiband und ließ es mit voller Wucht in Philipps Richtung schnellen. Volltreffer!

Philipp schrie und fasste sich ans Kreuz. Während sich

sein Rücken verkrampfte, schoss sein Urinstrahl in alle Richtungen. Mit seiner anderen Hand versuchte er Halt zu finden, bekam jedoch nur den Duschvorhang zu fassen, der unter seinem Gewicht nachgab. Philipp kippte um und knallte mit dem Kopf ungebremst auf den Keramikboden.

Rolf gähnte genüsslich, sprang vom Bett und baute sich vor Philipp auf. »Also, mein Lieber«, sagte er mit leicht belegter Stimme. »Ich glaube, es ist Zeit, ein paar Sachen klarzustellen.«

Philipp zitterte. Er wollte sich aufsetzen, aufstehen, doch Rolf drückte ihn mit einem Tentakel zu Boden. »Wenn du irgendjemandem von mir erzählst, wenn du noch ein einziges Mal eine dieser verdammten Teufelspillen spickst oder wenn du sonst irgendwas machst, das mir nicht passt, dann REISSE ICH DIR JEDE EINZELNE TASSE AUS DEINEM GESCHIRRSCHRANK«, schrie er und fügte leise an: »Hast du das verstanden, mein lieber Filippo? Hast du das?«

In diesem Moment betrat eine Krankenschwester das Zimmer und sah, wie Philipp zitternd und zusammengekrümmt in einer Urinlache lag und vor sich hin brabbelte.

»Um Himmels willen, was ist denn mit Ihnen passiert?«, fragte sie.

»Ein … ein Hexenschuss …«, ächzte Philipp.

46

Die Schwester half Philipp, zu duschen und sich frisch anzuziehen. Danach setzte sie ihm eine kleine Spritze, und sein Rücken entspannte sich ein wenig.

»Sie haben mein Leben gerettet!«, hörte Philipp sich sagen. Doch nicht er war es, der sprach. Rolf hatte sich mit zwei Tentakeln an seinen Wangen festgesogen und bewegte seinen Mund wie den einer Puppe. »Wie ist denn dein Name, Gnädigste?«

»Jessica«, sagte die Schwester und deckte ihn zu.

»Jessica! Was für ein wunderschöner, mythenumrankter Name! Jääääzzzigaa«, sagte er, als würde ihm Champagner aus dem Mund schäumen.

Jessica kicherte ein wenig.

»Dieser Name wird deiner Schönheit wahrhaftig gerecht, Jessica!«

Philipp konnte es nicht fassen. Eben noch hatte ihn die fremde Frau aus seinem eigenen Urin gezogen, und jetzt zwang ihn das Monster, mit ihr zu flirten wie Temo zu seinen besten Zeiten.

»Sie sind aber ein Charmeur«, sagte Jessica und kicherte noch etwas mehr.

»Ich sage nichts als die Wahrheit, schöne Jessica!«

47

»Hast du diese Titten gesehen?« Rolfs Glubschaugen waren jetzt noch glubschäugiger.

»Ich fass es nicht«, sagte Philipp. »Amanda–«

»Amanda mein Arsch. Das Ding ist zehnmal heißer als deine Alte. Und wir haben ihre Nummer! Du und ich! Was haben wir doch für eine rosige Zukunft, mein Lieber! Mindestens so rosig wie Jessicas Rosette!«

Philipp stöhnte. Was sollte er nur tun?

48

Aus dem Autoradio klang *My Monster* von Blondie, doch einmal mehr entging Philipp, dass ihm das Schicksal einen passenden Soundtrack bescherte. Er saß hinter Amanda zusammengekauert auf der Rückbank und betrachtete die vorbeiziehenden Bäume.

Rolf, der neben ihm Platz genommen hatte, ließ seinen Kopf aus dem Fenster und seine Zunge aus dem Mund baumeln. Genüsslich hechelte er im Fahrtwind.

»Der kleine BMX-Scheißer scheint heute keine Lust zu haben, überfahren zu werden«, sagte Temo, als er in die Einfamilienhaussiedlung einbog, »oder vielleicht hat ihn inzwischen ein anderer erwischt.« Temo schaute in den Rückspiegel, um zu sehen, ob er seinem Freund eine Reaktion entlocken konnte. Philipp blieb stumm.

»Don't jump, get lost, in your hollow darkness«, sang Blondie.

49

Temo fuchtelte mit der Gabel. »Für euch zwei«, er zeigte auf Amanda und Philipp, »wird die Zeit immer eine Spur schneller vergehen als für mich. Und damit ist euer Leben kürzer als meins.«

»Lass mich raten: weil wir eine monogame Beziehung führen?« Die Idee mit dem Willkommensessen war vielleicht doch nicht so gut gewesen, dachte Amanda. Sie mochte Temo, wenn auch mehr wie einen entfernten Cousin als wie einen Bruder. Aber wann würde er endlich aufhören, sein Leben entlang der Monogamie-Polygamie-Dichotomie zu führen? Dichotomie? Sie staunte. Was für ein kluges Wort für eine, die den Großteil ihrer Zeit mit Wesen verbrachte, die bereits stolz darauf waren, Wörter wie »Albatros« oder »Gandalf« zu kennen. Wieder einmal beschloss sie, eines Tages einem Beruf nachzugehen, bei dem sie weder die gebildetste noch die älteste Person im Raum sein würde.

»Damit hat das nichts zu tun. Hier geht es um Mathematik«, sagte Temo. »Ich bin ein Jahr älter als ihr. Als ich zwei war, wart ihr eins. Ich somit doppelt so alt. Aber als ich vier war, wart ihr schon drei. Ich also nur noch ein Viertel älter.« Er schob sich ein Stück Rinderbraten in den Mund »Und jetscht bin isch nur nosch einen vierunddreischigschtel älter als ihr.« Gulp. »Und was bedeutet das?«

Rolf fand Temos Theorien unheimlich spannend. »Was?«, ließ er Philipp ausrichten.

»Das bedeutet, dass ihr euer ganzes Leben damit verbringt, mein Leben aufzuholen. Am Anfang habt ihr um die Hälfte zurückgelegen, doch dann habt ihr ständig aufgeholt. Während ich entspannt auf dem Pannenstreifen tuckere, brettert ihr auf der Überholspur hinterher, ohne jemals an mich ranzukommen.«

»Es sei denn, du verunfallst«, sagte Amanda, bereute es aber sogleich. Armer Philipp.

Doch der kicherte nur. Rolf erinnerte sich gerade an Philipps verblüfften Gesichtsausduck, kurz bevor der in den Apfelbaum donnerte. Das war echt zum Totlachen gewesen.

»Einspruch«, sagte Gian Carlo, »Philipp und Amanda tuckern auf dem Pannenstreifen. Du, Temo, fährst fast genauso gemächlich. Ich hingegen muss mit meinem Oldtimer an euch vorbeibrausen, geradewegs ins Verderben. Und wieso das Ganze?«

Das wird ja immer spannender, dachte Rolf. Er zwang Philipp, einen großen Schluck Wein zu trinken, und erhaschte im Augenwinkel Amandas besorgten Blick. Langsam ging ihm die Tussi auf die Eier. Er musste sie dringend loswerden.

»Ganz einfach, gemäß Studien vergeht die Zeit je schneller, je älter wir werden.«

»Je schneller, *desto* älter«, warf Madeleine ein. Vor ihrer Ausbildung zur Social-Media-Managerin hatte sie zwei Semester

Germanistik studiert, was jedoch am Aufmerksamkeitsdefizitsyndrom gescheitert war, das ihr Gian Carlo diagnostiziert hatte.

»Danke, Schatz. Der Grund liegt in der Repetition. Je öfter wir was tun, *desto* schneller vergeht die Zeit. Zähneputzen zum Beispiel: Als ich fünf war, hat Zähneputzen ewig gedauert. Heute merke ich kaum mehr was …« Gian Carlo hielt inne. Er dachte daran, wie er ebendiese Theorie schon zig lebensmüden Klienten erzählt hatte, und dass er dadurch, dass er sie jetzt schon wieder erzählte, sein eigenes Leben verkürzte. *Er* musste bald mal wieder was Neues ausprobieren.

»Oh nein, Schatz, jetzt hab ich dich drausgebracht«, sagte Madeleine.

»Alles gut! Mir ist nur was eingefallen. Timo, du hast doch neulich was von diesen illegalen Goa-Dingsbums-Feten im Stadtwald erzählt. Meinst du, Maddy und ich könnten auch mal mitkommen?«

Temo strahlte. »Auf jeden Fall!« Er richtete sein Besteck auf Amanda und Philipp. »Und ihr zwei kommt auch mit!«

Rolf war prinzipiell zufrieden mit seinem Äußeren. Sein breites Maul erlaubte ihm zu schlucken, was es zu schlucken galt, seine riesigen Augen fand er ebenso charmant wie praktisch, seine körperliche Fülle trug er mit Stolz, auch an Tentakeln mangelte es ihm nicht. Doch jetzt bedauerte er ein wenig, dass er keinen buschigen Hundeschwanz hatte. Er hätte so fest damit gewedelt, dass er und Philipp wie ein Hubschrauber davongeflogen wären. Am besten direkt zu dieser Party im Wald. Das klang einfach nur fantastisch.

50

Amanda tauchte einen Teller ins heiße Spülwasser. Sie war froh, dass die Gäste endlich gegangen waren. Und erst recht, dass Papa ihnen, Philipp und ihr, davon abgeraten hatte, feurige Feste zu feiern – auch wenn sie den Verdacht nicht abschütteln konnte, es gehe ihm weniger um die Gesundheit seines Schwiegersohnes als darum, dass ihn seine Tochter bei irgendeinem ekstatischen Tanz erwischen könnte.

Der Schaum perlte vom Porzellan ab. Im Grunde genommen fand sie es wichtig, auch unter widrigen Umständen an gemeinsamen Abendessen mit Freunden und Familienmitgliedern festzuhalten. Aber Philipp … Er brauchte Ruhe und Zuwendung. Und weder Temo noch ihr Vater, und die quietschende Madeleine zuallerletzt, waren Experten auf diesem Gebiet.

Aber wollte Philipp überhaupt Ruhe und Zuwendung?

51

Während seiner Abwesenheit hatte es Amanda offenbar nicht für nötig gehalten, die Zahnpastatube zu verschließen, weshalb sich an deren Öffnung eine Kruste gebildet hatte. Philipp drückte mit einer Spur Gewalt auf die Tube. Die Kruste platzte auf, und ein Schwall Zahnpasta spritzte auf seinen Pyjama.

»Nicht aufregen, Jungchen«, sagte Rolf, der neben ihm

stand und seine Stoßzähne mit Zahnseide bearbeitete. Er klopfte Philipp auf die Schultern, dem darauf die Zahnbürste aus der Hand fiel. Beinahe wäre sie ins Klo geplumpst – hätte Rolf sie nicht im letzten Moment mit einem Tentakel aufgefangen. Philipp zögerte, sie abermals zu benutzen. Sie war zwar nicht wirklich ins Klo gefallen, doch für einen kurzen Augenblick hatte er vor seinem geistigen Auge gesehen, wie es trotzdem passiert war. Und die Vorstellung war ekelerregend genug. Vielleicht war das ja wie mit Rolf, dachte er. Der existierte ja auch nicht wirklich, und trotzdem …

»Oh, ich existiere sehr wohl, Junge«, unterbrach ihn dieser.

»Und du kriegst alles mit, was ich denke?«, flüsterte Philipp. Er wollte auf keinen Fall, dass Amanda ihn hörte.

Rolf hingegen war's egal. »Alles, was ich mitkriegen *will.* Und jetzt husch, husch. Deine Mandy will's heute noch besorgt bekommen.«

52

Philipp erwachte mit Herzrasen. Die Schramme auf seiner Nase pochte. Schweißtropfen perlten von seiner Stirn. Und allmählich machten sich Schmerzen in seinem verkrampften Kiefer breit. Es musste bereits gegen Mittag sein, denn die Sonne bahnte sich ihren Weg durchs Küchenfenster und tauchte das Wohnzimmer in gelbes Licht, inklusive des ledernen, klebrigen Sofas, auf dem er, wie er mit Staunen feststellte, geschlafen hatte.

Die Erinnerungen an vergangene Nacht waren verschwommen. Rolf hatte unbedingt gewollt, dass sie mit Amanda schliefen, hatte ihn angetrieben, schmutzige Dinge zu sagen, Amandas Höschen zu zerreißen und sie an Orten zu berühren, mit denen er seit ein paar gescheiterten Experimenten am Anfang ihrer Beziehung nichts mehr zu tun haben wollte. Dann hatte Rolf ihn ausgelacht. Das sei ja gar kein Schlafzimmer, hatte er gegrölt, eher ein Schlaffzimmer. Was war dann passiert? Hatten sie sich gestritten? Und wo war …?

Mit einem Ruck richtete sich Philipp auf. Ja, wo war Rolf? Er schaute unters Sofa, hinters Sofa, neben das Sofa. Das Scheißmonster war nirgends zu sehen. Könnte es …? Philipp wehrte sich dagegen, Hoffnung zu schöpfen. Es gelang ihm nur bedingt.

Er öffnete die Kühlschranktür, griff nach der Orangensaftpackung, schüttelte sie ein paarmal und nahm einen großen Schluck. Allmählich kehrte Leben in seine Glieder zurück. In *seine* Glieder. Er atmete tief in seine Hände und Füße hinein, wie in der Yogastunde, in die ihn Felix vor ein paar Wochen mitgeschleppt hatte. Das würde ihm guttun, hatte Felix gesagt, würde ihm helfen, den Bezug zur Realität wiederherzustellen. Wenn der wüsste.

53

Philipp beschloss, eine Runde zu laufen. Die Ärzte hatten ihn zu körperlicher Ertüchtigung ermutigt, ihm zugesichert, dass er sich um seinen Kopf keine Sorgen machen müsse. Einmal mehr: wenn die wüssten. Auf dem Garderobentischchen fand Philipp sein Handy, doch der Akku war leer. Vielleicht schadete es ja nicht, die Realität mit allen fünf Sinnen aufzusaugen und ausnahmsweise auf Musik zu verzichten, dachte er sich und band seine Schnürsenkel. Er verließ das Haus durch die Verandatür – und zuckte zusammen.

»Da bist du ja endlich«, sagte Rolf. Er hatte sich auf den Schaukelstuhl gepflanzt, trug Amandas Ray-Ban und schlürfte Orangensaft aus einer »I Heart Milano«-Tasse. Seine eitrigen Fettwulste quollen aus einem von Philipps Jogginganzügen. »Und los geht's!«

54

»Dieser Philipp ist schon ein getriebener Kerl«, sagte Johann zu seinem Mann und kramte einen Kotbeutel aus seiner Jeans. Sie beobachteten, wie Philipp auf der anderen Straßenseite den Gehsteig entlangsprintete und dabei immer wieder zurückblickte und seinen Kopf einzog.

»So ein typischer Karrierist halt«, antwortete Mark. »Kaum aus dem Krankenhaus entlassen, muss er sich's schon wieder beweisen.«

»Pff, der rennt doch vor sich selbst davon.« Johann griff nach Svens Häufchen, während dieser Philipp hinterherbellte.

Sven war der Einzige, der sah, was hier wirklich vor sich ging. Ein grinsendes, tentakeliges Monster peitschte einen armen Menschen vor sich her. Zum Glück bin ich ein Hund, dachte sich Sven. Zum guten Glück!

55

Philipps T-Shirt klebte klitschnass an seinem Körper, als sie zu Hause ankamen. »Gut gemacht, Jungchen«, sagte Rolf, »so bist du im Nu wieder fit für die Mädels.« Ein Tentakel nahm Philipp den Schlüssel aus der zittrigen Hand und schloss die Tür auf.

Philipp war so fix und so fertig wie schon lange nicht mehr. Aber eines musste er zugeben: Ohne Rolf wäre er spätestens nach der ersten Querstraße wieder umgekehrt.

56

»So gern ich deinen Prachtkörper einseifen würde«, sagte Rolf, als die beiden vor der Duschkabine standen, »aber wir passen da nie zu zweit rein. Vorher muss ich dich noch ein paarmal durch die Nachbarschaft jagen.« Rolf saugte sich mit einem Tentakel an Philipps kaum vorhandenem Bauchansatz fest und zog etwas daran.

Gerne hätte Philipp seinen Dämon an dessen eigene Körperfülle erinnert, doch er wagte nicht zu protestieren. Lieber stieg er stumm in die Kabine, ließ das Wasser auf sich niederprasseln und genoss es, für einige Minuten seinen eigenen Gedanken nachzuhängen.

57

»Figaro, Figaro, Figaro«, hörte es Philipp aus dem Badezimmer trällern, während er durch die liegen gebliebenen Briefe auf seinem Schreibtisch blätterte, bemüht um einen Hauch Normalität. Das Monster war ein erstaunlich guter Sänger, besser, als er es je gewesen war. Dann sah er, dass der rote Punkt auf dem Festnetztelefon blinkte, und drückte auf Play.

»Wenn ich nach Hause komme, bist du weg«, sagte Amanda.

Was? Das Handtuch, das sich Philipp um die Hüfte gebunden hatte, fiel zu Boden. In seiner Brust wurde es eng.

»Figaro là, Figaro qua, Figaro là.«

»Rolf!«, schrie Philipp.

Der Gesang verstummte. Langsam öffnete sich die Badezimmertür.

»Ist was?«, fragte Rolf.

»Was hast du damit zu tun?«, fragte Philipp und spielte die Nachricht nochmals ab.

»Wenn ich nach Hause komme, bist du weg.«

58

Genervt griff Philipp ins Handschuhfach und warf Rolf ein Deo zu. »Hier. Du stinkst. Immer noch.«

»Oh, Entschuldigung, Monsieur«, sagte Rolf. »Bei so vielen Achseln würdest *du* auch die eine oder andere Stelle vergessen.« Er hob ein Tentakel in die Luft und roch an dessen Ansatz.

Philipp sagte nichts und fuhr viel zu schnell durch die Dreißiger-Zone.

»Ehrlich! Ich hab nichts damit zu tun«, sagte Rolf.

»Du hast selbst gesagt, du willst sie loswerden.«

»Das war einmal. Ich find sie langsam richtig nett.«

»Genau.«

»Echt! Und süß auch. Irgendwie. Gestern war echt geil. Vielleicht hat sie einfach genug von dir.«

Philipp drückte aufs Gaspedal. Es waren nur wenige Kilometer bis zu Amandas Schule.

59

Ausgerechnet heute war der der Buchstabe S dran. Ein besonders kniffliger Kandidat, fand Amanda. Es fing damit an, dass die Hälfte der Kinder kaum fähig war, ihn mit ihren schiefen Milchzahngebissen auszusprechen – was wiederum die andere Hälfte dazu veranlasste, sich regelmäßig krummzulachen. Dann war da natürlich die Verwirrung rund um das Sch, und spätestens wenn einer der lispelnden Zwerge herausfand, welches berühmte Fluchwort man mit S schrieb, war's jeweils endgültig vorbei.

»Und jetzt werden wir alle zu Schlangen«, sagte Amanda. »Sssssssss.«

»Sssssssssss«, zischte die ganze Klasse.

Lina hielt die Hand hoch. »Sie, Frau Canizzo, da hat jemand an die Tür geklopft!«

Durchs Milchglas erkannte Amanda Philipp.

»Scheiße«, sagte sie, eine Spur zu laut. Die Klasse johlte. »Ja. Herein!«

Philipp betrat die Schlangengrube.

»Du hast echt Nerven, hier aufzutauchen!« Die Kinder machten große Augen und tuschelten. »Kinder, überlegt euch einmal so viele Wörter mit S wie möglich. Zum Beispiel Sau. Oder Sack!«

»Amanda, was ist passiert?«, fragte Philipp. In seinen Augen lag das blanke Entsetzen.

Auch Rolf flutschte ins Klassenzimmer. Er lehnte sich an die mit Tierzeichnungen behangene Wand und blickte in den Raum. Einzig der kleine Musti in der hintersten Reihe schien seine Anwesenheit zu bemerken und schnitt eine Grimasse. Eine Grußform, die Rolf gerne erwiderte.

»Glaubst du, ich bin doof?«, sagte Amanda, wieder eine Spur zu laut, und zückte ihr Handy.

Abermals hielt Lina die Hand hoch.

»Nicht jetzt, Lina.«

»Aber, Frau Canizzo ...«

»Was?«

»Sie haben doch gesagt, wir dürfen keine iPhones im Schulzimmer haben.«

»Kümmer dich um deinen eigenen Scheiß, Prinzessin!«, hörte sich Philipp sagen und fasste sich erschrocken an den Mund. Lina verkroch sich hinter ihrem Tisch. Rolf grinste selbstgefällig.

»Sag mal, spinnst du?«, fauchte ihn Amanda an.

»Amanda … Was ist gestern Nacht passiert?«

»Du bist echt unglaublich! Ich habe dir vertraut.« Amanda wischte durch die Screenshots, die sie sich von Philipps Handy aus geschickt hatte, und begann vorzulesen.

»1:18 Uhr: ›Wunderschöne Jäzzzica! Ich vermiss deine zarten Hände.‹«

Philipp schluckte. Deswegen war sein Handyakku leer. »Ama…«

»1:19 Uhr: ›Philipp, bist das du? Hihi. Ich dachte du schreibst gar nicht mehr. Geht's dir besser?‹ 1:20 Uhr: ›Oh, Jäzzzi, natürlich schreibe ich dir. Bist du schon in deinem kuschligen Bett?‹.«

Philipp warf Rolf einen fragenden Blick zu. Der hob die Augenbrauen und zuckte mit all seinen Schultern.

Amanda wischte ein paar Screenshots weiter. »3:50 Uhr: ›Und dann drücke ich deinen Kopf ins Kissen und schiebe meinen Kolben tief in deinen Arsch. Ganz langsam! Na, wie fändest du das, du geiles Schwein?‹«

»Was ist eine Kolbe?«, flüsterte Musti seinem Sitznachbarn zu. Doch der war genauso ratlos wie er.

»5:00 Uhr: ›Ach Filippo, ich will dich sehen, berühren, verschlingen!‹«, las Amanda weiter. »Und das, nachdem du mich ein paar Stunden vorher fast um den …« Sie brach den Satz ab. Eine Träne kullerte über ihre Wange.

Auch Philipp war den Tränen nah. »Du bist echt das Letzte«, sagte er zu Rolf, der seine Tentakel mit einer Nagelfeile bearbeitete.

»Mann, sorry, du hast geschlafen, und mir war langweilig.«

»Dir war LANGWEILIG? SAG MAL, HAST DU SIE NOCH ALLE?«

Entsetzt sahen Amanda und die ganze Klasse zu, wie Philipp die Wand anschrie. Es war Rolf, der ihn mit einem Kopfnicken in Richtung Amanda darauf aufmerksam machte, was für einen abgedrehten Eindruck er machte.

Philipp wandte sich wieder ihr zu. In ihren Augen erkannte er, dass ihre Liebe zu ihm soeben erloschen war.

60

Die Gäste des Gasthofs Löwenzahn, der einzigen Pension im Dorf, ließen sich in fünf Kategorien einteilen. Zu Kategorie eins zählten entfernte, unliebsame oder überzählige Verwandte, die für Geburtstage, Hochzeiten oder Beerdigungen angereist waren. Kategorie zwei waren ausländische Mitarbeitende oder Kunden des ansässigen Schaumstoffherstellers, Kategorie drei verirrte Touristen und Nummer vier diskrete Paare, die bar bezahlten und unter Namen wie Meier, Müller oder Brunner eincheckten.

Als die Türglocke bimmelte und Johanna von ihrem Kreuzworträtsel aufblickte, wusste sie sofort: Dieser junge Mann gehörte zur fünften Kategorie. Seit sie das Hotel vor zwei Jahrzehnten von ihrer Mama hatte übernehmen dürfen, hatte Johanna für solche Sachen ein untrügliches Gespür entwickelt. Kleine Tasche, rot geschwollene Augen und eine Miene, gegen die selbst eine Armee von Psychopharmaka den Kürzeren gezogen hätte. Es gab keine Zweifel: Dieser hübsche junge Mann war nur hier, weil ihn seine Alte vor die Tür gesetzt hatte.

61

Eine Staubwolke stieg empor, als sich Philipp auf das kleine Bett fallen ließ, das einen Großteil des Hotelzimmers ausfüllte. Doch was kümmerte ihn das jetzt noch? Er hatte es fertiggebracht, innerhalb kürzester Zeit alles zu verlieren. Sein Zuhause, seine Zukunft, seine psychische Gesundheit. Und Amanda.

Amanda. Amanda. Amanda.

Er vergrub sein Gesicht im leicht muffigen Kissen und dachte an ihr Haar. Er erinnerte sich an den Moment im Sommerlager, als er es das erste Mal berührte. Amanda hatte sich beim Volleyballspielen den Nacken verdreht, weshalb Jacqueline vorgeschlagen hatte, dass einer der Jungs sie massieren würde. Und da Temo bekifft und weggetreten in der Ecke lag, Tobi mit Nina knutschte und Gigers Wurstfinger damit beschäftigt waren, die letzten Krümel aus einer Chipspackung zu kratzen, fiel die Wahl zufällig auf Philipp. Jacqueline drückte ihm das Lavendelöl in die Hand und schickte ihn das Etagenbett hoch, wo sich Amanda bäuchlings ausgebreitet hatte. Noch nie hatten sich seine Knie so weich angefühlt wie damals, als er sich auf ihren Po setzte, ein Bein rechts und das andere links. Er träufelte etwas Öl auf ihren Rücken und fürchtete, einen Fleck auf ihrem BH zu hinterlassen. Als könnte sie seine Gedanken lesen, fasste sich Amanda an den Verschluss und öffnete den BH mit einer Fingerfertigkeit, die Philipp nachhaltig beeindruckte. Und was für einen Unterschied ein kleiner Streifen Stoff doch machen konnte.

Niemals würde Philipp das Kribbeln vergessen, das seinen Körper durchströmte, als er seine Hände auf ihren nackten Rücken legte. Doch noch elektrischer war das Gefühl, ihr Haar zu berühren und zur Seite zu streichen. Ihr volles schwarzes Haar.

62

Ein Ruck fuhr durch Philipps Bein. Er war eingeschlafen und die Erinnerung zu einem Traum geworden. Seine Daumen strichen jetzt Amandas Schulterblätter entlang, seine Finger massierten ihren Nacken. Und nach einer Weile drehte sie sich einfach um und schaute ihn an, ihre Augen mandelbraun, ihr Mund leicht geöffnet und ihre Brüste entblößt. Sie fasste ihm an den Hinterkopf und zog ihn zu sich herunter. Bis sich ihre Lippen berührten. Philipps Herz raste. Ihre Zungen umspielten einander, und Philipp spürte, wie sich ihre Finger in seinem Haar vergruben. Er spürte, wie sie sich mit den Saugnäpfen ihrer Tentakel an seinem Hals festsog, wie sein Kopf langsam in ihrem Rachen verschwand und wie seine Beine zu einer klebrigen, bewegungslosen Masse ... Moment! Philipps Herz raste nicht mehr. Es hämmerte. Bamm. Bamm. Bamm. Er riss die Augen auf. Und starrte geradewegs in die blutunterlaufenen Augen von Rolf. Bamm. Bamm. Bamm. Der kicherte sein altbekanntes Kichern, irgendwo zwischen Jack Nicholsons Joker und dem Imperator aus *Krieg der Sterne*. Bamm. Bamm. Bamm.

»Geh weg!«, schrie Philipp. Er wusste nicht, ob er von Rolfs Kichern träumte oder ob Rolf tatsächlich kicherte, weil er den Traum so lustig fand, den er Philipp gerade bescherte. Bamm. Bamm. Bamm. Bamm. »Hau ab, Rolf! Rolf!«

»Wer zur Hölle ist Rolf? Ich bin's!«, drang jetzt eine Stimme zu ihm vor.

Abermals riss Philipp die Augen auf und sah die vergilbte Blumentapete, deren Muster durch die Schatten der Abendsonne noch chaotischer wirkte.

»Jetzt komm schon. Mach die Tür auf, Philipp!«, rief Temo durch die Zimmertür und klopfte erneut. Bamm. Bamm. Bamm.

63

»Woher weißt du, dass …?«

»… du nicht im Ritz untergekommen bist? Dass du dich nicht traust, deinen besten Freund um einen Schlafplatz in der Casa Temolino zu bitten?« Temo schob sich an Philipp vorbei und inspizierte das Hotelzimmer. Aus einer Plastiktüte zog er eine Flasche Russian Standard und stellte sie auf den Schreibtisch.

Das flache Sonnenlicht fächerte sich im beschlagenen Glas der eisgekühlten Flasche und warf jetzt ein Regenbogenmuster auf die Tapete.

»Du weißt, dass ich ein wunderschönes Gästezimmer hab.«

»Ich weiß, Temo, ich weiß das sehr …«

»Alter, das wird schon wieder.«

»Ich bin mir nicht sicher. Dieses Mal haben wir's … hab ich's echt verbockt.«

»Das gehört zum Leben!«

»Nein, du verstehst nicht.« Philipp hielt einen Moment inne und sagte dann: »Temo, ich muss dir was sagen.« Was hatte er jetzt noch zu verlieren?

»Du kannst mir alles sagen, mein Freund.«

»Erinnerst du dich an das Monster, von dem ich dir erzählt habe? Kurz vor meinem Unfall?«

Temo nickte.

»Dieses Monster, dieser Dä…« Philipp spürte ein Kratzen im Hals. »Dieser Dämon, er …« Er räusperte sich, doch das machte es nur noch schlimmer. Er schnappte nach Luft und erlitt einen heftigen Hustenanfall. In den Tiefen seines

Hinterkopfes hörte er Rolfs Stimme: »Ich hab dich gewarnt, du Wicht!«

Temo rannte ins Badezimmer und füllte ein Zahnputzglas mit Wasser. Er reichte es Philipp, der einen Schluck trank und sich allmählich beruhigte.

»Danke…«, krächzte er und fragte sich, ob es Rolf war, der gerade zu ihm gesprochen hatte, oder ob es nur sein Verstand war, der die Vermutung anstellte, dass Rolf etwas mit dem Husten zu tun hatte, und ihm deshalb die Vorstellung servierte, was Rolf sagen würde. Aber welchen Unterschied machte das noch?

Philipp wünschte sich so sehr, Temo von seinem Problem zu erzählen.

Doch Temo verstand ihn auch so. »Jetzt mach dir mal keine Sorgen. Du hast ja bald wieder einen Termin bei Hua Tuo.« Und er wusste auch, wann sein bester Freund eine Umarmung nötig hatte. »Komm her, mein Guter!«, sagte er und drückte ihn an seine Brust.

Philipp spürte Temos kräftige Hände auf seinem Rücken und musste an seinen Vater denken, den er nie gekannt hatte. Tränen schossen ihm in die Augen. Eigentlich hasste er es zu weinen, er schämte sich dafür. Doch jetzt ließ er es einfach zu.

»Dich kriegen wir schon wieder hin«, sagte Temo und rieb ihm mit seiner flachen Hand über den Rücken.

Dann füllte er zwei Zahnputzgläser randvoll mit Wodka, reichte eines davon Philipp und sagte: »Aber vorher schießen wir uns schön ab. Ich hab morgen nicht umsonst freigenommen. Stirb und werde, mein Junge.«

64

Für einen frühen Dienstagabend war das Green Bunny erstaunlich voll.

»Du hast ja recht. Wenn ich die alte Kiste wirklich mal anstell, dann schau ich meistens das gute alte Staatsfernsehen. Für Fußball und Nachrichten und so halt«, sagte Philipp, laut genug, um Ricky Martins Geplärre zu übertönen. Er fühlte sich inzwischen ein wenig besser und hoffnungsvoller.

»Du schaust die Nummer 1.«

»Auf den meisten Geräten ja.«

»Auf *allen* Geräten, außer auf denen, die irgendein Spinner umprogrammiert hat. Manchmal lohnt es sich weiterzuzappen.« Temo leerte sich den Rest des zweiten Bierkrugs in sein Glas, und seine Augen wanderten kurz zu den fünf irischen Touristinnen am Billardtisch. Er hatte das Gefühl, dass es nur eine Frage der Zeit war, bis einer von ihnen die Brüste aus dem Ausschnitt fielen. Ein Moment, den er ungern verpassen wollte.

»So gut wird's nie wieder«, jammerte Philipp.

»Was ist mit Arte?«, fragte Temo.

»Ja, Arte ist cool.«

»Und auf welchem Kanal ist Arte?«

»Weiß nicht. Zweiunddreißig?«

»Eine wunderbare Zahl.«

»Ich muss mit zweiunddreißig Frauen schlafen, damit ich wieder eine erwische, bei der ich bleiben will?«

»Eine, die dich bis in die frühen Morgenstunden deines

Lebens unterhält! Gratuliere. Du hast die Metapher verstanden.«

Philipp ließ seinen Kopf auf den Tisch fallen. Sein innerer Stimmungscoach hatte die leise Hoffnung wieder mal auf die Bank verdonnert und stattdessen seinen Stürmerstar, die totale Verzweiflung, eingewechselt. Von wegen Metaphern.

»Aber hey«, fügte Temo an, »je nach Timing können Vox und RTL auch ziemlich geil sein. Und ORF! Meine beiden ORFs waren großartig.« Temo grinste sein typisches Grinsen, gleichermaßen selbstgefällig und charmant. »Die hab ich gleichzeitig geschaut. Auf so einem Festival in Salzburg in einem für drei Personen viel zu engen Zelt. Mann, diese Ösis, sag ich dir.« Er nahm einen großen Schluck. »Aber inzwischen bin ich längst beim spanischen Billigschmuck-Shoppingsender auf Kanal 424 angekommen. Wenn ich so weitermache, lande ich bald wieder bei der Nummer 1.«

Philipp blickte auf. »Wehe, du fasst sie an.«

Temo verschluckte sich an seinem Bier. »Amanda? Spinnst du? Und sowieso: Mein Staatsfernsehen war Jacqueline. Wie du vielleicht weißt. Da mach ich mir vorher ein Abo bei einer dieser Online-Geschichten.«

65

Wo war eigentlich Rolf? Wie ein Blitz schoss der Gedanke durch Philipps Kopf, während er versuchte, das mit Urin und Zigarettenstummeln gefüllte Pissoir der Venusbar zu treffen.

Seit dem Vorfall in Amandas Schule war Rolf nicht wiederaufgetaucht – abgesehen von seinem Hustenanfall. Vielleicht half der viele Alkohol ja, sich Rolf vorübergehend vom Leib zu halten, dachte Philipp. Ja, das musste es sein.

66

Als Philipp zurückkam, war Temo gerade dabei, den Irinnen, die er dazu gebracht hatte mitzukommen, von seiner ersten Herztransplantation zu erzählen.

»So I was holding the heart of this dead biker in my bare hands …«, sagte er mit seinem nigerianischen Akzent, den er sich während seiner Zeit bei den Ärzten ohne Grenzen angeeignet hatte. »My man Flip knows what I am talking about«, holte er Philipp zurück ins Gespräch.

»Äh … I do?«, fragte Philipp mit seinem breiten Schweizer Akzent, den er sich während seiner Zeit in der Schweiz angeeignet hatte.

»Philipp here …«, Temo legte seinen tätowierten Chirurgenarm um seinen Freund, »is dealing with matters of life and death on a daily basis.«

So hatte Philipp seinen Job noch nie betrachtet.

67

Es war ungefähr vier Uhr morgens, als Philipp in das hart gekochte Ei biss und sagte: »Weischt du, ich habe nicht nur Amanda verloren, schondern auch Gian Carlo.«

»Ja, Mann, der Typ war der Vater, den wir niemals hatten!«

»Dein Vater lebt noch.«

»So einen hatte ich nie.«

Jetzt griff auch Temo nach dem Eierkorb. Vor einigen Jahren waren er und Philipp zu dem Schluss gekommen, dass die Eier das Schönste am Stella Alpina waren. Dicht gefolgt von den langen Öffnungszeiten und der *Best-of-Nirvana*-CD, die fast immer auf Repeat lief.

»Wo ischt jetzt eigentlich diese Fiona hin?«, fragte Philipp.

»Zurück in ihr Hostel«, antwortete Temo. »Ich hab ihr gesagt, die Nacht gehört dir und mir. Oder so was. Ich glaube, sie wollte einfach nach Hause.«

»Und Catherine?«

»Ebenfalls«

»Claire?«

»Auch.«

»Sarah?«

»Im Hostel.«

»Saoirse?« Auch in seinem Zustand der absoluten Besoffenheit bemühte sich Philipp, den irischen Namen korrekt auszusprechen.

»Was denkst du denn?«

»Och.« Philipp legte seine Stirn abermals auf den Tresen und ließ sich dabei weder von dem kleinen Tequilasee beirren, den Temo kurz zuvor als »Lago de Mexico« betitelt hatte, noch von den paar Eierschalen, die darin schwammen.

»My girl, my girl, don't lie to me. Tell me, where did you sleep last night«, krächzte Kurt Cobain. Und auch der andere Kurt, der am anderen Ende des hufeisenförmigen Tresens saß, ein langhaariger Freier, professioneller Alkoholiker und ehemaliger Streifenpolizist, sang inbrünstig mit.

68

Um 5:44 Uhr stießen Philipp und Temo die schwere Holztür des Gasthofs Löwenzahn auf und torkelten in die mit purpurrotem Samtstoff überzogene Diele.

»Ich kann dich unmöglich alleine schlafen lassen!«, hatte Temo gesagt. »Außerdem wollte ich schon immer mal im Löwenzahn übernachten!« Also hatten sie ein Taxi in die Vorstadt genommen, das teurer war als der ganze Abend zusammen.

Johannas rothaariger Wuschelkopf lag auf einem halb ausgefüllten Kreuzworträtsel. Eigentlich zog sie es vor, zu Hause zu schlafen und die wenigen Gäste, die im Winter bei ihr übernachteten, ihrem eigenen Schicksal zu überlassen. Sie hatte gutes Geld dafür bezahlt, damit die Zimmerschlüssel auch für den Haupteingang funktionierten. Doch in letzter Zeit passierte es ihr öfter, dass sie im schweren Bürostuhl an der Rezeption einnickte – was womöglich daran lag, dass sie es unbewusst vermied, ihr Bett weiterhin mit ihrem Mann Jörg zu teilen. Seit seinem Unfall mit der Harley war dieser gezwungen, sein Geschäft in einen Beutel zu verrichten, und Johanna konnte sich einfach nicht daran gewöhnen, mitten in der Nach mit dem lauwarmen Ding in Berührung zu kommen.

Die knarrenden Holzdielen weckten sie auf, und sie sah die zwei hübschen jungen Männer.

»Guten Abend, Gnädigste!«, sagte Temo und streckte ihr die Hand entgegen.

»Oh, guten … äh … Abend!«, sagte Johanna. Während sie seine Hand schüttelte, wanderten ihre Augen an seinem sehnigen Körper entlang.

»Wäre es okay, wenn ich auch bei Ihnen nächtige?«

»Oh.« Johanna rieb sich die Augen und setzte ihre Lesebrille auf. »Sie möchten ein Zimmer?«

»Nein, nein, ich kuschle mich an meinen Partner hier!«

Philipp kicherte.

Und Rolf auch.

69

Da war er wieder. Der Stahlträger in seinem Kopf.

Philipp presste seine Lider zusammen, aber es half nichts. Hatte das schale Licht der Wintersonne erst einmal beschlossen, sich seinen Weg durch die Bäume, das beschlagene Fensterglas und die halb durchsichtigen Vorhänge zu bahnen, ließ es sich kaum mehr von einem dünnen Stück Haut aufhalten. Ohne Erbarmen bohrte es sich in Philipps Gehirn und entfaltete seine Herrschaft des Terrors.

»Aspirin!«, stöhnte er. »Bitte sag mir, dass du Aspirin dabeihast.« Offenbar hörte Temo ihn nicht. Philipp versuchte, sich aufzurappeln, doch ein schwerer Arm hatte sich um ihn geschlungen.

»Wenn ich gewusst hätte, dass du das mit dem Kuscheln so wörtlich meinst, hätte ich auf einem zweiten Zimmer bestanden«, sagte er. Er löste sich langsam aus der Umarmung, als er die Toilettenspülung hörte und zusammenzuckte.

Die Tür zum Badezimmer öffnete sich, und ans Bett trat, hellwach, strahlend und nackt, Temo.

»Na, ihr zwei, bereit fürs Rückspiel?«

70

Philipp fiel vor Schreck aus dem Bett. Er realisierte, dass er ebenfalls nackt war, abgesehen von dem schrumpligen Kondom, in dem sein Penis klebte. Er klammerte sich an den Bettrahmen, rappelte sich auf und sah den roten Lockenkopf.

»Guten Morgen, ihr zwei Hengste«, sagte Johanna, und wieder einmal fand es Philipp falsch, den Morgen als »gut« zu bezeichnen. Doch er war zu geschockt, um sich länger mit dem Gedanken abzugeben.

»Guten Morgen, ihr beiden.« Temo grinste. »Das hätte ich dir echt nicht zugetraut, Fips.« Er stemmte die Hände in die Hüften und gab sich gespielt entrüstet. »Die Hotelbesitzerin aufs Zimmer einladen. Wow. Einfach nur wow.«

71

In Unterhosen, die Kleider unter den Arm geklemmt, strauchelte Philipp in den Korridor. Dessen einzige Lichtquellen waren ein kleines beschlagenes Fenster sowie zwei sanft flackernde Exit-Schilder.

Er brauche dringend frische Luft, hatte er sich erklärt. Worauf Temo meinte, er solle sich keine Sorgen machen. Er lasse ihm vom Frühstücksbuffet gerne noch was übrig.

Philipp schloss die Tür hinter sich, zog sich sein T-Shirt über und wollte gerade in seine Hose schlüpfen, als er Rolfs Stimme hörte. »Was für eine Nacht, was?«

Der Dämon hatte sich an die Wand gelehnt, in einem Tentakel hielt er eine Tasse Kaffee, in den anderen sieben jeweils eine Zigarette. Sein purpurner Bademantel harmonierte perfekt mit der rot-blauen Blumentapete und dem dunkelgrauen Teppichboden.

»Du?!« Philipp griff nach einer vertrockneten Zimmerpflanze und warf sie in Rolfs Richtung. Sie landete im Leeren, die Erde purzelte aus dem Topf.

Jetzt lehnte Rolf an der gegenüberliegenden Wand. »Du hast mich wohl sehr vermisst, was?«

Philipp schrie: »Lass mich endlich in Ruhe! Verschwinde!«

»Verschwinde du doch!«, raunte Rolf zurück. Er bäumte sich vor Philipp auf, so gut das bei der niedrigen Decke des Korridors ging. »Hast du es immer noch nicht gecheckt, Kleiner?« Seine Stimme war plötzlich tief und voller Bass. »Ich habe jetzt das Sagen! Vierunddreißig Jahre habe ich fast ausschließlich in deinem Scheißunbewussten verbracht.

Vierunddreißig gestohlene Jahre. Weißt du eigentlich, wie es in dir aussieht? Guantanamo ist ein Klacks dagegen. Abu Ghraib ein Boutique-Hotel. Das Hanoi Hilton ein Hilton.« Er trat etwas näher an Philipp heran. »Und ich dachte, wir könnten Freunde sein. Jetzt ist's ein für alle Mal vorbei mit der Zweisamkeit.«

Rolf sperrte sein riesiges Maul auf. Aus seinem dunklen Schlund wehte Philipp ein Duftgemisch aus Zigarettenrauch, Alkohol und Magensäure entgegen.

Philipp reagierte schnell. Er drehte sich um und rannte in Richtung Treppenhaus. Doch Rolf ließ ihm keine Chance. Er fuhr seine Tentakel aus und schlang sie um Philipps Beine, worauf dieser der Länge nach hinfiel und mit dem Kopf auf dem Teppichboden aufschlug.

Rolf schleifte ihn zu sich zurück, schaute ihm ein letztes Mal in die Augen und verschlang ihn zusammen mit einem großen Schluck Kaffee.

72

Da das dreihundert Jahre alte Gebäude mitten im Dorfkern unter Denkmalschutz stand, herrschte im Gasthof Löwenzahn striktes Rauchverbot. Doch heute Morgen nahm es Johanna nicht so genau und gewährte Temo eine Zigarette danach. Auch sich selbst gönnte sie eine seiner Gauloises.

Sie hatte sich an ihn gekuschelt und aschte in das Zahnputzglas, in dem sich immer noch ein kleiner Schluck Wodka befand, als die Tür aufging, Philipp Hände reibend das Zimmer betrat, seine Unterhosen auszog und sie treffsicher auf die Stehlampe in der Ecke warf.

»Ich seh schon, diese Runde habe ich verpasst. Dann wärm ich mich mal besser für die Verlängerung auf«, sagte er und machte zwei elegante Kniebeugen.

Temo war vom Elan seines Freundes überrascht. Gestern Abend war er stockbesoffen gewesen, okay, aber jetzt, im nüchternen, ja im verkaterten Zustand, schien ihm Philipps Verhalten doch etwas befremdend. Und was war das für ein irres Kichern?

Doch dann sah er Johannas strahlendes Gesicht und beschloss, seine Bedenken auf später zu verschieben.

73

Philipps erster Gedanke war, dass der Bauch eines Dämons überraschend geräumig war. Erst dann überrollte ihn eine Welle der Angst.

Er rappelte sich auf, aber er hatte Mühe, sich auf den Beinen zu halten. Denn während sich seine Beine wie Wackelpudding anfühlten, schien der Boden tatsächlich aus Wackelpudding zu bestehen. Er wollte sich an der Wand abstützen, aber diese war aus demselben Material. Rasch zog er seine Hand wieder zurück.

Er sah sich um. Durch rote Nebelschwaden erkannte er ein riesiges, skelettartiges Deckengewölbe. Das mussten Rolfs

Rippen sein, mutmaßte er. Am einen Ende befand sich hoch oben an der Decke eine runde Öffnung, durch die ein fahler Lichtstrahl den Raum erhellte.

Beißende Dämpfe stiegen Philipp in die Nase, und er musste heftig niesen. Er sah nach unten und erkannte, dass durch die Mitte der riesigen Höhle ein kleiner, oranger Schleimbach vor sich hin blubberte, der am anderen Ende des Raumes versickerte.

74

»Seit wann glaubst du denn ans Konzept des Konterbiers?«, fragte Temo.

»Seit wann glaubst du denn ans Konzept des Konterbiers?«, äffte Rolf ihn nach und entlockte der Kellnerin ein Lächeln. Am liebsten hätte er sich fünf Biere auf einmal hinter seine neue Binde geleert, doch er hatte ja jetzt nur noch zwei Arme, Philipps Arme, weshalb das rein physisch betrachtet nicht ganz einfach war. Schon komisch, dachte er, ich hab meinen Philipp verschluckt, und doch bin ich es, der jetzt in seinem Körper steckt.

Natürlich hätte er es auch mit zwei Händen hingekriegt, mehrere Flaschen auf einmal zu halten, doch er wollte Temo nicht vor den Kopf stoßen. Er hatte alle Zeit der Welt, Philipps besten Freund an sich, seinen neuen besten Freund, zu gewöhnen. Also würde er brav ein Bier nach dem anderen trinken.

Und Temo? Der runzelte die Stirn. Was war nur mit Philipp los?

75

Die letzten Stunden hatte Philipp gekotzt, geschrien, geflennt, gebetet und, während der seltenen Momente, in denen er wegen Rolfs morgendlichem Liebesspiel nicht komplett durchgeschüttelt wurde, nach Wegen gesucht, sich aus Rolfs Bauch zu befreien. Noch hatte er keinen gefunden.

Inzwischen war es in Rolfs riesigem Rumpf ruhiger geworden. Philipp hatte auf einer Art Felsen Platz genommen und dachte nach. Vielleicht sollte er seiner Misere einfach ein Ende setzen. Was wäre, wenn er einfach den Atem anhalten würde? Vielleicht könnte er sich im orangen Bach ertränken? Oder seinen Schädel auf dem Felsen zertrümmern?

Nein, für Ersteres fehlte ihm der Wille, der Bach war viel zu seicht und der Felsen zu gummig.

Sein Magen knurrte. Was nicht weiter verwunderlich war: Seine letzte Mahlzeit, falls man die zwei hart gekochten Eier im Stella Alpina so nennen konnte, lag Stunden zurück.

Aber das Knurren brachte Philipp auf eine Idee. Das war's! Er würde einfach verhungern. Oder noch besser: verdursten! Ja, wovon sollte er sich hier drin schon ernähren? Das war die Lösung.

Wieder spürte Philipp das Knurren und Rumoren. Doch jetzt schien es nicht mehr aus seinem Inneren zu kommen, sondern ihn zu umgeben, von außen zu durchdringen. Der Fels unter seinem Gesäß vibrierte. Der orange Bach blubberte stärker. Der Lichtstrahl aus der kleinen Öffnung flackerte. Ein Windstoß teilte die Nebelschwaden entzwei. In weiter Ferne hörte er ein leises Gluckern. Ein Plätschern. Dann wurde aus dem Gluckern ein Donnern und aus dem Plätschern ein Tosen.

Philipp bekam Angst. Gerade noch hatte er sich überlegt, was der beste Weg war, seinem Leben ein Ende zu setzen, doch jetzt fürchtete er nichts mehr, als dieses zu verlieren. Er stand auf. Das Donnern und das Tosen waren jetzt ganz nah. Philipp rannte los, watete durch den Bach, sprang über die Felsen. Weg vom Donnern. Weg vom Tosen.

Dann drehte er sich um. Eine riesige goldgelbe Welle schoss aus Rolfs Speiseröhre und rollte direkt auf ihn zu.

76

Rolf stellte sein Glas auf den Tresen, rülpste und wischte sich den Bierschaum vom Mund.

»Zuerst mal such ich mir 'ne geile Wohnung«, antwortete er auf Temos Frage, was er jetzt vorhabe. »Amanda kann das Haus behalten.« Er versuchte, so traurig dreinzublicken wie nur möglich, was jedoch nicht ganz einfach war. Nicht nur musste er sich erst an die Finessen des menschlichen Gesichts gewöhnen – es fühlte sich auch wie ein Ding der Unmöglichkeit an, seinen Enthusiasmus für sein neues freies

Leben zu bändigen und sein Glück nicht wie ein Wahnsinniger in die Welt hinauszuschreien.

»Du, Philipp, sag mal«, begann Temo, »Amanda meint, du hättest sie betrogen.«

Rolf rülpste abermals.

»Du musst es mir nicht erzählen, aber ich check's einfach nicht ganz.«

»Betrogen?«, fragte Rolf. »Du sagst doch immer, ich soll meinen Marktwert testen.«

»Hmm.« Temo nickte. Er fühlte sich müde.

»Und jetzt bin ich mal gespannt, ob ein Auto, das tatsächlich zum Verkauf steht, auch auf Interesse stößt.«

»Da fällt mir ein«, sagte Temo, »ist diese Woche nicht dein Termin bei Hua Tuo?«

Rolf spürte ein Ziehen in der Brust. Das war es also, was die Menschen als Angst bezeichneten. Was für ein Scheißgefühl. »Hoa-wer?«

»Hua Tuo.« Temo trank einen Schluck Bier, ließ seinen Freund jedoch nicht aus den Augen.

»Ah, Hua Tuo. Musste ich absagen. Zu viel zu tun. Arbeiten, Wohnung suchen. Gym und so. Aber mir geht's ja auch wieder gut.«

»Dir geht's wieder gut?«

»Zumindest ein wenig besser.« Besser als je zuvor, du Pimmelgesicht, dachte er.

DRITTER TEIL

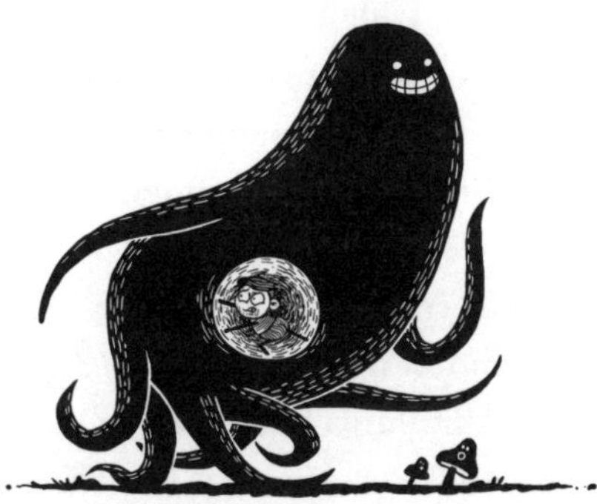

77

Monate waren vergangen, und der Sommer war über die Stadt hereingebrochen wie eine Horde plündernder Barbaren. In den Straßen roch es nach Bier, Urin und Sex. Rolf hätte glücklicher nicht sein können.

Kurz nach der Trennung von Amanda hatte er eine Loftwohnung inmitten des Ausgehviertels bezogen, deren Miete, das musste er zugeben, am oberen Ende des Spektrums anzusiedeln war. Aber Philipp hatte in den letzten Jahren kaum Geld ausgegeben, und das bei einem Lohn, der in Anbetracht der lächerlichen Position, die er bis vor Kurzem innegehabt hatte, ordentlich war. Beim Geld war es wie mit den Dämonen, fand Rolf. Es machte keinen Sinn, es jahrelang einzusperren. Nein, Geld musste frei herumfliegen, damit es seine volle Wirkung entfaltete, damit es beleben, inspirieren und lustige Konflikte schüren konnte. Und wofür sollte Rolf die Kohle auch sonst ausgeben, wenn nicht für eine Zweihundertquadratmeterwohnung mit Tropendusche, frei stehender Küche und Waschturm, für Designermöbel, ein Terrarium voller seltener Schlangen und die zwei geilen Schlitten in der Tiefgarage? Für Nutten? Frauen hatte er dank Philipps Prachtkörper und seinem ureigenen dämonischen Charme genug. Für Drogen? Die warf man ihm hier nach wie faule Pflaumen dem Pflaumendieb. Vorsorge, Kinder und der ganze Quatsch? Haha. Ja genau.

Die Sonne lugte zwischen den neuen Hochhäusern am Stadtrand hindurch und fand sich allmählich damit ab, die Hoheit über den Himmel an die Nacht abzutreten. Rolf hatte in einem Korbsessel auf seiner Terrasse Platz genommen und genoss den Feierabend. In seiner Hand hielt er ein Glas Whiskey Cola, und zwischen Zeige- und Mittelfinger klemmten zwei Zigaretten. Es hatte Monate gedauert, den menschlichen Bewegungsapparat zu meistern, aber inzwischen, das bestätigten auch Barbara, Soraya, Sarah, Evelyn, Jürgen, Lupita, Johanna und Jessica, hatte er den Dreh raus. Nein, die wahre Herausforderung lag nicht in der Feinmotorik des menschlichen Körpers, sondern in dessen Fragilität. Eine Tatsache, die ihm gerade wieder einmal bewusst wurde, als er einen tiefen Zug aus den beiden Zigaretten nahm und einen wüsten Hustenanfall erlitt. Egal, er würde Philipps Körper schon noch an die Gepflogenheiten des Dämonenlebens gewöhnen. Er nahm einen großen Schluck, und die kühle Flüssigkeit ließ ihn das Kratzen in seinem Hals vergessen.

Rolf blätterte durch die Autozeitschrift, die er am Kiosk unten an der Ecke gekauft hatte. Dieser wurde von einem Männchen namens Mathrubootham geführt, mit dem sich Rolf ganz wunderbar verstand. Jeden Tag brachte Mathrubootham ihm ein paar Worte Tamilisch bei und lachte sich ob Rolfs Aussprache unter den Tresen. Im Gegenzug kaufte ihm Rolf allerlei Sachen ab, die ihm halfen, nicht zu vergessen, wie absurd die menschliche Existenz doch war: Lollipops, Lottoscheine, Lampions oder Luftballons.

Doch die Autozeitschrift gab ihm Hoffnung. Eine Spezies, die solch wunderschöne Maschinen herstellte, konnte nicht vollends dem Untergang geweiht sein. Sein Blick fiel auf ein orange-blau gestreiftes Monstrum, eine Mischung aus Sportwagen und Jeep, mit einem wie Dämonenflügel anmutenden Heckspoiler und einer Motorhaube, auf der die Zeichnung einer Kobra prangte. Rolf legte die Zeitschrift auf den gläsernen Beistelltisch, öffnete seinen Hosenstall und griff sich an seinen hart werdenden Schwanz. Ja, was für ein geiles Gefährt.

78

Rolf saß auf dem Beifahrersitz von Temos VW Golf, seine nackten Füße lagen auf der sonnengewärmten Abdeckfläche. »Wusstest du, dass Kühe nicht schwimmen können?«, fragte er und zündete sich die dritte Zigarette in zehn Minuten an.

Hätte Temo jetzt einen Auffahrunfall verursacht, hätte der Airbag Philipps Knie wohl oder übel in sein Gesicht gerammt. Temo überlegte kurz, ob er es darauf anlegen und bei der nächsten Ampel in den weißen Kleinlaster vor ihnen fahren sollte. Vielleicht würde das seinen Freund wieder zur Besinnung bringen. Doch stattdessen schaltete er einen Gang runter und sagte: »Ach?«

»Ja. Und weißt du wieso?«

»Wieso?«

»Weil sie keinen Schließmuskel haben.«

Beinahe hätte Temo den Kleinlaster doch noch gerammt. »Wie – keinen Schließmuskel?«

»Na ja, keinen Schließmuskel halt. Wenn Kühe schwimmen gehen, laufen sie voll und ersaufen. Und zwar nur, weil sie ihren Arsch nicht anspannen können.«

»Echt jetzt?«

»Echt jetzt.«

Temo lachte. Ja, seit dem Unfall hatte sich Philipp verändert, war unflätig, vulgär, hemmungslos geworden. Aber, das musste Temo zugeben, auch einiges witziger als der Philipp von früher.

»So, da wären wir.« Im Schritttempo bog Temo in die Siedlung ein. Mitten auf der Straße kurvten ein paar Jungs in Rollschuhen um ein Hockeytor, und ein etwas jüngeres Mädchen schlängelte sich mit einer Art zweirädrigem Skateboard zwischen ihnen hindurch. Temo vermisste es, seinen Freund in der Vorstadt zu besuchen. »Du musst jetzt stark sein«, sagte er.

»Wieso soll ich stark sein?«

»Ja, du hast recht. Ich finde es gut, wenn du zu deiner Verletzlichkeit stehst.«

»Hä?« Rolf schnallte es nicht.

»Ich mein ja nur. Ich weiß, dass du auch schon die eine oder andere Frau kennengelernt hast. Aber Amanda mit ihrem neuen Typen zu sehen, das wird sicher nicht einfach.«

Rolf kicherte. Die eine oder andere Frau. Der war gut.

79

Eine der Lieblingstätigkeiten ihres Vaters war es, Champagnerflaschen zu öffnen. Und so war auch das Bild, das sich ihr bot, mehr oder weniger deckungsgleich mit zahllosen Kindheitserinnerungen. Über die Jahre hatte Gian Carlos Haar zwar etwas an Farbe verloren, und sowohl die Champagnermarken als auch die Freundinnen hatten hie und da gewechselt, aber alles in allem war der Anblick ihres Vaters, der inmitten eines grünen Gartens stand, umringt von beschwipsten Bekannten und Verwandten, die Magnumflasche gegen Himmel gerichtet und fest entschlossen, einen Vogel zu treffen, sehr vertraut.

Die Gäste jauchzten, und Madeleine war die Erste, die Gian Carlos überschäumender Flasche ihr Glas entgegenstreckte. Ja, für einen kurzen Moment fühlte sich Amanda in ihre Kindheit zurückversetzt. Aber sie war kein Kind mehr. Ganz im Gegenteil. Seit heute war sie näher bei fünfunddreißig als bei dreißig. Näher bei ihrer Pensionierung als bei ihrer Geburt!

»Medium okay, Amanda?«, bohrte sich eine Stimme in ihren Tagtraum.

»Wie bitte?« Sie drehte sich um und sah ihn an. Was für ein Mann, dachte sie – einmal mehr. Groß gewachsen, blondes langes Haar, grüne, liebevolle Augen, kleine Trauerfalten zwischen den buschigen Augenbrauen, nackter Oberkörper voller exotischer Tätowierungen, durchtrainiert von der täglichen Arbeit als Handwerker, und deutlich sichtbar die Ausbuchtung in seiner Jeans, die einen Schwanz verhüllte, der mindestens doppelt so lang war wie der von Philipp.

Er zeigte mit einer Fleischzange auf den Rost, auf dem

Steaks, Grillschnecken und Maiskolben brutzelten. »Wia willsch dei Fleisch? Isch medium guet?«, fragte er mit seinem schwäbischen Akzent.

»Oh, weißt du das nicht?«, fragte Amanda.

»Sag jetzt itt, du magsch koi Fleisch?« Die Anzahl Trauerfalten zwischen seinen Brauen verdoppelte sich.

»Na ja, ich ess kein Fleisch«, antwortete Amanda. Bisher hatten sie sich nur über ihr eigenes, außerordentlich schwaches Fleisch unterhalten.

»Ah, du bisch a Fegedarierin? Echt jetzt? Duad mir loid! Des hani gar itt gwusst.« Er küsste Amanda, und sie fühlte, wie sich ein Kribbeln in ihrem Körper ausbreitete. Was für ein Adonis – und so anders als …

»Philipp!«, rief Gian Carlo. »Endlich!«

Amanda zuckte zusammen. Es war ihre Idee gewesen, Philipp einzuladen. Sie waren doch alle erwachsen, und die Trennung war ja schon einige Monate her. Sie hatte ihm auch längst verziehen, dass sie seinetwegen fast ihre Stelle verloren hatte. Immerhin hatte sie die Krise dazu bewogen, endlich mit ihrer Zweitausbildung zur Sexualpädagogin anzufangen. Doch jetzt, wo sich ihre Brust zuschnürte und das Goldkreuz an ihrer Halskette schwer auf ihrem Schlüsselbein lag, dachte sie, dass es vielleicht doch klüger gewesen wäre, die Vergangenheit auf sich beruhen zu lassen.

Philipp und Temo, beide in Shorts und ärmellosen Shirts, hatten ihre Schuhe ausgezogen und betraten den frisch gemähten Rasen. Temo hatte ein Sixpack Bier unter den Arm geklemmt, und an Philipps Seite schwebten fünf große Happy-Birthday-Ballons.

80

»Iniya pirandha naal vaazhthukkal!«, sagte Rolf und kicherte. »Das heißt Happy Birthday auf Tamilisch. Vaaazhthukkal!«

»Äh, okay«, antwortete Amanda verlegen. »Danke.« Sie musste zugeben, dass auch Philipp unheimlich gut aussah. Er war gebräunt und gestählt. Und in seinem Lächeln lag die Kraft, ganze Heere zu entwaffnen.

»Philipp, darf ich dir vorstellen …« Amandas neuer Freund, vertieft in seine Arbeit am Grill, hatte bisher nicht viel von Philipps Ankunft mitbekommen. Amanda legte ihren Arm um seine Hüften und sagte: »Das ist …«

»Jürgen!«, jauchzte Rolf.

Jürgen strahlte. »Philipp!«

»Ihr kennt euch?«, fragte Amanda.

»Das kann man wohl sagen!«, kicherte Rolf. »Jürgen hat meine Bude umgebaut!«

»Und dr Philipp het mir als Dankschee d Gheimnis vom hiesiga Nachtläba zoaget.«

»Und Jürgen hat mir wiederum zum Dank gezeigt, wie man einen Schwanz lutscht!«

Amanda verschluckte sich an ihrem Champagner.

Jürgen kratzte sich verlegen am Hinterkopf. »Haha, des au, ja! Hosch des jetzt verzelle müsse?«

Während Rolf und Jürgen wie zwei Schulbuben kicherten, die von der Lehrerin erwischt wurden, wurde die Lehrerin kreidebleich.

Jetzt trat Temo an die drei heran. »Happy Birthday, Amanda!« Er umarmte sie beherzt. »Wieso denn so steif?«

»Wusstest du, dass sich die beiden kennen?«

Jürgen stellte sich wieder neben Amanda und legte seine Hand auf ihren Rücken, der sich noch einen Tick mehr verkrampfte.

»Was macht denn Jürgen hier?«, fragte Temo.

»Haha, des Gleiche kennti di au froga.«

Temo rief sich den denkwürdigen Donnerstagabend im Mai in Erinnerung, als er Jürgen kennengelernt hatte. Die drei hatten Philipps Beförderung gefeiert, ordentlich getrunken und auch den einen oder anderen Tropfen einer synthetischen Droge auf ihren Zungen zergehen lassen. Am Ende waren sie zusammen mit zwei achtzehnjährigen Gymnasiastinnen in Philipps neuer Bleibe gelandet. Diese war wie immer komplett überheizt, was dazu führte, dass sie sich nach und nach ausgezogen und letzten Endes alle ein wenig miteinander rumgemacht hatten. Geblieben war Temo vor allem das Bild von Philipp, der versuchte, Jürgens kolossalen Penis in seinem Rachen zu versenken, aber letztendlich daran scheiterte, weil er zu sehr kichern musste.

Temo schüttelte sich, um die Erinnerung loszuwerden.

Amanda schüttelte sich, um Jürgen zu signalisieren, dass er seine Hand von ihrem Rücken nehmen sollte. Und es gefälligst dabei belassen sollte.

Und Rolf schüttelte sich, weil er sich so sehr über die lustige Situation freute.

81

Es war ein vergnüglicher Nachmittag. Gian Carlo öffnete zwei weitere Magnumflaschen und trank einen beträchtlichen Teil davon selbst. Madeleine hatte es sich auf einer Sonnenliege gemütlich gemacht und war eingeschlafen, noch bevor sie sich fertig eingecremt hatte. Temo saß mit Jacqueline unter dem Kirschbaum und erteilte ihr Ratschläge zu ihrem polyamoren Liebesleben. Klara, Biene und Helen, Amandas Freundinnen von der Pädagogischen Hochschule, waren mit ihren Babys beschäftigt. Johann und Mark, Amandas Lieblingsnachbarn, versuchten ständig, ihren aufgebrachten Hund Sven zu beruhigen, weil dieser ohne ersichtlichen Grund in Richtung Philipp bellte. Und Jürgen war plötzlich eingefallen, dass er seine Mutter vom Bahnhof abholen musste, worauf die verbliebenen Würste auf dem Grill verkohlten.

Rolf war erfreut, wie sich der Nachmittag entwickelte. Nicht nur gab's einen Quickie mit Amanda, die – mit etwas Distanz betrachtet – definitiv nicht von schlechten Eltern war, auch unterhielt er sich prächtig mit ihrem Patenonkel Hans, der Philipp einst zum Einstieg in die Versicherungsbranche verholfen hatte.

Hans war und sah aus wie ein Wirtschaftsanwalt und saß in zig Verwaltungsräten. Er war korpulent, trug auch sonntags und bei Sonnenschein langärmlige weiße Hemden, sein fettiges Haar war sorgsam über seine fettige Halbglatze gekämmt, und das Grau seiner Schuhe, Hornbrille und Gürtelschnalle ließ seine Hautfarbe noch blasser erscheinen.

Das Gespräch kreiste um einen Vorfall im Frühjahr, der

die Geschäftsleitung vor die Wahl gestellt hatte, Philipp zu kündigen, zu verklagen und sicherzustellen, dass er nie wieder eine Festanstellung finden würde – oder ihn zu befördern. Rolf hatte gegen jegliche formelle und informelle Regel verstoßen, doch der Börsenkurs des Unternehmens war in der Folge erheblich gestiegen.

»Zum guten Glück hat der Verwaltungsrat auf mich gehört! Wer weiß, was du bei der Konkurrenz alles angestellt hättest«, sagte Hans und lachte.

Rolf stimmte mit ein. »Ich hab nur getan, was jeder gute Soldat täte.«

»Richtig! Du hast Mumm gezeigt. Du bist auf die entsicherte Handgranate draufgesprungen. Manchmal hatte ich echt Zweifel, ob du zu uns passt. Nach dem, was mir dieser Felix erzählt hat. Aber Mannomann, du hast es wirklich allen gezeigt.«

Ja, das hatte er, dachte Rolf, und das war erst der Anfang. Dich erwisch ich auch noch, du alter, fetter Knödel.

In diesem Moment torkelte Gian Carlo vorbei und schenkte ihnen nach. »Ach, Philipp«, sagte er, »ich vermiss dich.«

82

Philipp war betrunken.

In den vergangenen Stunden war er immer wieder aufs Neue von einer sprudelnden, urinartigen Flüssigkeit weggespült worden, die sich als Champagner entpuppte. Mehrmals verschluckte er sich, während er nach Luft schnappte und versuchte, gegen den Strom zu schwimmen.

Allmählich hatte er sich damit abgefunden, dass sein Leben zu einer Abfolge grauenvoller Ereignisse geworden war. Gleichzeitig musste er einsehen, dass sein Wunsch zu sterben in naher Zukunft nicht in Erfüllung gehen würde. Zigmal hatte er geglaubt, ertrinken zu müssen, doch stets war er im Anschluss wieder in Rolfs riesigem Bauch erwacht, meistens mit mörderischen Kopfschmerzen.

Auch sein Plan zu verhungern stellte sich als nicht machbar heraus. Immer dann, wenn eine Ladung breiiges und vermanschtes Essen aus der Speiseröhre purzelte, fühlte sich auch Philipps Magen gleich ein wenig voller an. Es schien, als sei sein Körper untrennbar mit dem von Rolf verbunden, als steckte er in Rolf und Rolf in ihm.

Es musste Monate her sein, seit ihn der Dämon verschluckt hatte. Philipps Uhr hatte längst den Geist aufgegeben, und auch sein Geist funktionierte schlechter denn je. Die einzigen Anhaltspunkte aus der Außenwelt waren der Lichtstrahl sowie Rolfs unregelmäßige Ess- und Bewegungsgewohnheiten.

So verbrachte Philipp seine Stunden meist in einem deliriösen Dämmerzustand, verklebt mit Rolfs Magenschleimhaut und heimgesucht von düsteren, halbgaren Gedanken.

Doch jetzt musste Philipp aufs Klo. Und er hatte sich fest vorgenommen, nicht mehr am selben Ort zu pinkeln, wo er schlief und döste. Zu besseren Zeiten hatte er einmal gelesen, dass bereits kleine Gewohnheitsänderungen eine große Wirkung haben konnten. Morgendliches Bettenmachen etwa hatte das Potenzial, eine Kettenreaktion von weiteren

Gewohnheitsänderungen auszulösen und so beispielsweise depressive Verstimmungen zu mindern.

Er beschloss aufzustehen. Aber sein Vorhaben war leichter geplant als umgesetzt. Rolfs Magenwand war so klebrig, dass jedes Aufstehen einer Häutung gleichkam. Philipp hatte das Gefühl, dass seine Arme, Flanken und Beine immer tiefer in der glibberigen Masse einsanken. Er dachte kurz darüber nach, das Aufstehen doch auf später, morgen oder in die ferne Zukunft zu verschieben. Doch der Gedanke, sich schon wieder einzupinkeln und in seinem eigenen Urin weiterzudösen, hatte eine gleichermaßen belebende wie ausnüchternde Wirkung auf ihn. »Reiß dich zusammen«, sagte er sich, spannte seine Bauchmuskeln an und versuchte, sich so gut es ging mit den Händen vom weichen Boden abzustoßen. Und tatsächlich: Langsam löste sich die klebrige Masse von seinem Rücken, und es gelang ihm, sich aufzusetzen. Wenigstens hatte der Champagner eine leicht betäubende Wirkung, weshalb sich der Schmerz in Grenzen hielt.

Zum ersten Mal seit Stunden stand Philipp wieder auf seinen Beinen. Sie waren zwar so wackelig wie eh und je, und es wurde ihm recht schwindlig, weil das Blut plötzlich zu zirkulieren begann. Aber er stand aufrecht wie der zivilisierte Mann, der er einst gewesen war. Er nahm einen tiefen Atemzug und beschloss, dass sich jetzt alles zum Besseren wenden sollte.

83

Rolf stand vor dem Spiegel und zupfte Philipps Augenbrauen. Ein kleiner Teil tief in ihm drin hätte am liebsten Ja gesagt. »Ja, Amanda, ich bleibe zum Abendessen. Ja, ich schlafe bei dir. Ja, nicht nur um der guten alten Zeiten willen.«

Doch heute war Sonntag, und sonntags war Jessica dran. Wo käme man hin, wenn selbst einfachste Strukturen plötzlich infrage gestellt würden. Zudem freute er sich nach dem aufregenden Nachmittag auf einen Abend voller Sex und … oh nein, beinahe hätte er »Sinnlichkeit« gedacht, doch in letzter Sekunde hatte er die Kurve gekriegt und sich für »Schabernack« entschieden. Auch Dämonen konnten nicht tagaus, tagein um die Häuser ziehen. Ja verdammt, vielleicht lag's an Philipps rasant älter werdendem Körper, aber seit Neuestem verspürte auch Rolf manchmal das Bedürfnis auszuspannen, Energie zu tanken und sogar ein wenig auf dem Ledersofa zu kuscheln.

Dumm nur, dass Jessica ins Kino wollte. Seit wann reichte es ihr nicht mehr, einen Orgasmus nach dem anderen zu haben? Jetzt musste er auch noch Händchen halten, Popcorn teilen und unrealistische Arthouse-Filme über irgendwelche Minderheiten schauen.

Aber was soll's, er hatte ja nichts Besseres vor. Temo traf sich mit dieser langweiligen Emanze von Jacqueline, Jürgen nahm sein Telefon nicht ab, und die Autozeitschrift hatte er schon vor- und rückwärts gelesen. Vielleicht sollte er sich ein paar Freunde mehr zulegen.

Er warf einen Blick auf die gefälschte Rolex, die Mathrubootham ihm angedreht hatte. Verdammt, der Film ging gleich los. Er zog sich ein enges, Philipps Muskeln betonendes T-Shirt über und eilte aus dem Haus.

84

Philipp hatte erst wenige Sekunden aufrecht gestanden, als sein Schwindel in Übelkeit überging und er seine Schlafstelle beinahe doch noch verunreinigt hätte. Doch es gelang ihm, den Impuls zu unterdrücken und einige Schritte über den weichen Boden zu gehen. Er stellte sich an einen Felsen, zog seine Vorhaut zurück und entleerte sich in den kleinen Bach in der Mitte von Rolfs Magen.

Das Plätschern hatte eine beruhigende Wirkung auf ihn, und er glaubte, die ersten Effekte seiner minimalen Gewohnheitsänderung bereits zu spüren.

Da hörte er ein Fiepen. Nicht das dumpfe Wummern, das hier und da von der Außenwelt zu ihm durchdrang. Nein, das Geräusch war ganz nah. Ein hohes, flehendes, schwaches Fiepen – wie das eines Hundewelpen, der in einen Gully gefallen ist.

Philipp schüttelte seinen Penis und dachte kurz darüber nach, wie absurd das war. Während an seinem Körper eimerweise Essensreste und Schleimfetzen klebten, machte er sich Sorgen, dass einige Milliliter Urin auf sein Bein tropfen könnten.

Dann wandte er sich dem Geräusch zu. Das Fiepen kam vom unteren Ende von Rolfs Bauch, wo der Bach versickerte und Philipp den Anfang des Darmtraktes vermutete. Sein Herz klopfte schneller. Er ging einige Schritte durch die rötlichen Nebelschwaden. Das Geräusch wurde deutlicher. Er hüpfte über zwei Felsen, stapfte durch eine schleimige Pfütze und trat an die Wand heran. Von dort, dessen war er sich jetzt ganz sicher, zwischen zwei großen Rippenknochen, kam das Fiepen.

85

Der neunjährige Ahmed hatte alles verloren, seine Eltern, seine Geschwister, sogar seinen goldenen Talisman, den ihm der Medizinmann auf die Reise mitgegeben hatte. Ja, und jetzt lag auch noch sein Hündchen im Sterben. Inmitten der Müllgrube drohte es an einer Fischgräte zu ersticken. Der süße kleine Billy, der Ahmed die letzten siebzig Minuten so treu begleitet hatte: bei der Bootsfahrt mit den Schleppern, beim Ausbruch aus dem Lager, während des Zwischenstopps bei der freundlichen Bauernfamilie. Jede Mahlzeit, mochte sie noch so klein und dürftig sein, hatten Ahmed und Billy geteilt – und auch den modrigen Schlafsack, in den sie sich jede Nacht kuschelten, während sie beim Anblick des Sternenhimmels den bestialischen Gestank der Müllkippe zu vergessen versuchten. Doch jetzt war alles vorbei.

So helft ihm doch, dachte Rolf und schniefte. Jessica hatte sich an ihn gekuschelt, und auch sie schien der Film mitzunehmen. Doch was er durchmachte, das war etwas ganz anderes. Was sollte diese Scheiße? Seine Augen tränten, seine Nase war verstopft, und er konnte sich kaum mehr konzentrieren. Er versuchte, an Jessicas schwere, warme Brüste zu denken, die er an seiner Seite spürte. Doch es half nichts, die Tränen kullerten aus ihm heraus wie Murmeln aus einem Loch im Schulranzen. Scheiße, Scheiße, Scheiße.

86

Die Wände bebten und zitterten. Wenn auch anders, als Philipp das gewohnt war. Rolfs Magen rüttelte und schüttelte ja regelmäßig. Doch wenn das der Fall war, spielte auch die Schwerkraft verrückt. Oft kam es vor, dass Philipp mehrmals von einer Wand zur anderen geschleudert wurde und froh war, dass sein Gefängnis wie eine Gummizelle beschaffen war. Doch das jetzt war ein ebenmäßiges Vibrieren, und der Boden blieb am Boden. Dennoch wollte Philipp sich beeilen. Wer weiß, wann die nächste Flutwelle kommt, dachte er. Er hatte das Fiepen, das jetzt deutlich hörbar war, auf einen Radius von circa zwanzig Zentimetern eingekreist, presste ein Ohr an die klebrige Wand und zog deren Wulste mit beiden Händen zur Seite. Da drin steckte doch etwas!

87

Die fünf Frauen mittleren Alters, deren hochgesteckte, in allen möglichen Varianten gefärbte Haare Jessica schon vorher aufgefallen waren, begannen sich jetzt eine nach der anderen umzudrehen. Langsam wurde ihr die Situation unangenehm. Zugegeben, sie hatte sich gewünscht, dass Philipp endlich mehr Gefühle zeigen, sich ihr gegenüber endlich öffnen würde. Aber das? Sie musste an ihren Großvater denken. »Hüte dich vor deinen Wünschen«, pflegte der zu sagen, »sie könnten in Erfüllung gehen.«

Rolf lief der Rotz nur so runter. Er schluchzte hemmungslos. Er hatte einen Arm um sie geschlungen, und seine Hand bohrte sich in ihren Oberarm. Hie und da zog er am Strohhalm im längst leeren Pappbecher und erzeugte ein lautes Schlürfgeräusch, das weitere Kinobesucher veranlasste, sich umzudrehen und zu tuscheln.

Wow, dachte Jessica, in dem Typen steckten mehr Probleme, als sie es für möglich gehalten hatte. Alles in allem war er ein lustiger und aufregender Kerl, der nicht schlecht im Bett war – auch wenn sie schon weitaus liebevollere Liebhaber gehabt hatte. Aber so konnte das echt nicht weitergehen. Sie griff nach ihrem noch halb mit Cola light gefüllten Pappbecher und reichte ihn ihm.

»Willst du etwas von mir haben?«, flüsterte sie.

88

Philipp drückte seinen Arm bis zum Anschlag durch die roten, klebrigen Wulste. Da ertasteten seine Finger etwas Eigenartiges. Es fühlte sich an wie Schuppen. Oder waren es Federn? Haare? Das Fiepen wurde schneller, energischer. Philipp griff zu.

89

»G… g… gerne«, wimmerte Rolf und griff nach dem Pappbecher. »Ist das Cola?«, sagte er, etwas zu laut.

»Cola light«, flüsterte Jessica.

Rolf verzog den Mund so gut es ging. Er vermisste seinen riesigen Dämonenschlund.

»Soll ich dir etwas anderes holen? Wir können auch kurz zusammen raus«, sagte Jessica. Sie wollte nur noch weg.

»Nein, nein, ist schon okay« Rolf zog Jessica noch etwas näher zu sich. Er wollte wissen, wie's weiterging. Der kleine Billy kämpfte immer noch ums Überleben. Mit dem Hund im Arm war Ahmed auf die dicht befahrene Autobahn neben der Müllkippe gerannt und versuchte, ein Auto anzuhalten.

Wieso hilft ihm denn niemand, dachte Rolf. Er blickte um sich und schaute in die seiner Meinung nach viel zu teilnahmslosen Gesichter der Kinozuschauer. Was waren das nur für herzlose Kreaturen? Dann umschloss er den Strohhalm mit Philipps dünnen Lippen und sog daran.

90

Noch war es Philipp nicht gelungen, das schuppige, haarige Etwas herauszuziehen. Doch er war ganz nah dran. Er lockerte seinen Griff und tastete sich an dem schlauchartigen Objekt entlang. Waren das Ohren? Augen? Ja, jetzt gab es keine Zweifel mehr. In Rolfs Magenwand hatte sich ein Tier verfangen. Philipp musste daran denken, dass ihn früher oder später dasselbe Schicksal ereilen würde, wenn er sich nicht rechtzeitig aus Rolfs schleimiger Magenhaut befreite.

»Au!«, schrie er. Das Tier hatte ihn in den Finger gebissen, doch zum Glück nicht besonders fest. »Halt still«, sagte Philipp und streichelte es, »ich will dir helfen.« Es piepste etwas freundlicher, was Philipp als Bereitschaft zur Zusammenarbeit verstand.

Da hörte er plötzlich das altbekannte Gluckern, das im Begriff war, zu einem Tosen zu werden.

Bitte nicht jetzt, dachte Philipp, blickte zur Öffnung in der Decke und sah, wie eine schäumende schwarze Brühe herunterschoss.

»Wir müssen jetzt stark sein«, rief er.

Er bewegte seine Hand abermals an dem schuppigen, mit kleinen Zacken besetzten Hals entlang, weiter über den Rücken, bis sie das umschloss, was er als Schwanz ausmachte. Dann hielt er sich so gut daran fest, wie er konnte.

Die schwarze Welle raste auf ihn zu.

Das Tier krächzte.

Philipp fasste Mut. Er holte tief Luft und schloss die Augen.

91

Rolf verspürte das Verlangen zu rülpsen. Die Cola stieß ihm auf. Doch noch war es nicht so weit. Noch steckte der Rülpser tief in seinem Bauch.

92

Jetzt. Nicht. Loslassen. Philipp dachte an nichts anderes. Er presste die Lider zusammen. Seine Hand klammerte sich an den Schwanz des unbekannten Gefährten. Und er betete, dass die schwarze Welle bald vorüber sein möge.

Inmitten des tosenden Grauens wurde es ihm plötzlich wohlig zumute. Hell und heiß. Er genoss es sogar, wie die kühle Flüssigkeit seinen Körper umspielte wie der Bergbach, in dem er als Kind nach einer langen Wanderung gebadet hatte.

Dann ließ die Welle nach und versickerte. Philipp lag auf dem frisch geschmierten, glitschigen Boden, zusammengekrümmt wie ein Embryo, und rang nach Luft. In seiner verkrampften Hand zuckte es. Ein wohliges Knurren erklang. Vorsichtig richtete sich Philipp auf. In seinen Armen lag ein kleiner roter Drache.

93

Der flinke Toyota Yaris bahnte sich seinen Weg durch den Feierabendverkehr. Die vom Innenspiegel hängende Jesusfigur schwang hin und her. Nach einem aufreibenden Tag im Krankenhaus konnte es Dr. Georgia Angelopoulos kaum erwarten, nach Hause zu kommen. Die kleine Zoë hingegen hatte es weniger eilig. Sie saß auf der Rückbank und las in einem dicken Wälzer über Piraten, Seeungeheuer und einen geheimnisvollen Schatz, unbeirrt vom ruppigen Fahrstil ihrer Mutter.

Regen hatte eingesetzt, und die Scheibenwischer bewegten sich zum Rhythmus der blechernen Stimme des Nachrichtensprechers. Er berichtete von Umweltkatastrophen, Flüchtlingswellen und Diktatoren. »Die Welt geht wieder mal dem Ende entgegen«, murmelte Georgia vor sich hin. Doch ein Blick in den Rückspiegel reichte, damit sich die Rauchschwaden in ihrem Kopf verflüchtigten. Ihre von Liebe erfüllten Augen betrachteten ihre Tochter, die tief in ihre Lektüre vertieft zu sein schien.

Doch auf einmal schaute Zoë auf und schrie: »Mama, pass auf!« Mitten auf der Straße stand ein Junge.

Georgia trat auf die Bremsen, die Reifen quietschten, und Rolf hielt den Atem an.

94

Der kleine Drache streckte und räkelte sich. Sein Körper war verklebt und verschmiert. Philipp setzte ihn auf einen Felsen, worauf sich der Drache aufrichtete, seinen langen Hals in die Höhe reckte und seine Flügel entfaltete.

»Wir haben uns doch schon mal gesehen«, sagte Philipp. »Bei Hua Tuo!«

Der Drache nickte, seine kleinen Augenbrauen fielen seitwärts nach unten, und Runzeln machten sich auf seiner Stirn bemerkbar. Es war, als stimmte ihn die Erinnerung an den kurzen Moment in Freiheit traurig.

»Hast du eine Ahnung, wie wir hier rauskommen?«, fragte Philipp. Seine Stimme war belegt. Er hatte sie seit einer Ewigkeit nicht mehr benutzt.

Der Drache seufzte und schüttelte den Kopf. Doch als sein Blick auf Philipps kräftige Hände und seine langen Arme fiel, flackerte ein Glanz über seine runden Augen. Er nickte eifrig, schlug ein paarmal kraftvoll mit den Flügeln, hob ab, schoss in hohem Bogen durch das Deckengewölbe, machte drei, vier, fünf Rollen, wendete Hals über Kopf, drückte seine Flügel dicht an sich und zischte in hohem Tempo an der Wand entlang. Dann breitete er seine Flügel aus, bremste abrupt, landete, blickte zu Philipp und krächzte.

Philipp hüpfte über ein paar Felsen. »Was ist denn?«, rief er. Der Drache schabte mit seinen Krallen an der Wand, wie ein Hund, der um Einlass bat. Aufgeregt schaute er zu Philipp und wieder zurück.

Philipp inspizierte die Stelle. Sie unterschied sich kaum

von anderen Orten in Rolfs Bauch. Auch hier bestand sie aus klebrigen roten Wulsten, aus denen Schleim triefte.

Philipp blickte den kleinen Drachen an. Dieser schaute zuerst zu ihm, dann zur Wand. Philipp verstand.

Mit der linken Hand zog er einen Wulst zur Seite und schob seine rechte Hand in die entstandene Öffnung. Plötzlich stieß er auf etwas Festes, seltsam Vertrautes. Philipp tastete das Objekt ab. War das ein Fuß? Er zuckte zusammen. Ja, ein Menschenfuß. Er nahm auch seine andere Hand und fuhr in das Loch hinein.

Seine Hände umschlossen jetzt zwei Fußknöchel. Der kleine Drache flatterte aufgeregt um ihn herum. Philipp stellte sich auf sein linkes Bein und stützte sich mit dem rechten an einem von Rolfs Rippenknochen ab. Mit einem Ruck zog er so fest er konnte an den beiden Füßen, worauf die Wulste nachgaben und ein menschlicher Körper aus der Wand flutschte, der den rücklings zu Boden gefallenen Philipp beinahe unter sich erdrückte.

Philipp erschrak und stieß die leblose, klebrige Gestalt von sich. Schnell stand er auf und trat einen Schritt zurück. Dann sah er sie sich genauer an. Sie trug kurze, zerfetzte Hosen und ein kurzärmliges T-Shirt mit einem unleserlichen Schriftzug. Ihr Haar war lang, und in ihrem Gesicht schimmerte derselbe Nasenring, den Philipp als Jugendlicher einst getragen hatte.

95

Philipp starrte in die Augen seines früheren Selbst. Jetzt gelang es ihm auch, den Schriftzug auf dem T-Shirt zu entziffern: »Mommy's Little Monster. Social Distortion.«

Er hatte das T-Shirt auf seinem ersten Konzert überhaupt gekauft, nur um es wenige Wochen später auf seinem zweiten – The Vandals – dermaßen vollzukotzen, dass er es, nachdem er in den frühen Morgenstunden aus einem Blackout erwacht war, weggeworfen hatte und oben ohne mit dem ersten Zug nach Hause gefahren war.

Philipp fühlte sich, als hätte jemand tief in ihm drin eine alte Truhe geöffnet und eine riesige Sonne befreit, die jahrzehntelang darauf gewartet hatte, seinen Körper mit Licht und Wärme zu durchfluten.

Er streichelte seinem früheren Selbst über die Stirn und fragte: »Was machst du denn hier?«

Doch bevor der junge Philipp antworten konnte, quietschte der kleine Drache abermals und kratzte an einer anderen Stelle an der Wand.

Philipps früheres Ich rappelte sich auf und warf einen Blick auf den Drachen. Dann strich er sein verklebtes Haar aus dem Gesicht und nickte Philipp wissend zu. Sie hatten keine Zeit zu verlieren.

96

Georgia parkte auf dem Pannenstreifen, schaltete den Warnblinker ein, riss die Tür auf und rannte auf den weinenden Jungen zu. Jetzt erkannte sie, was er in seinen Händen hielt: einen kleinen keuchenden Hund.

Heiße Tränen rannen über Rolfs Wangen, während sich Jessica nur noch dem Ende entgegensehnte.

97

Plötzlich ging alles ganz schnell. Philipp und sein jüngeres Ebenbild hatten schon fünf weitere seiner früheren Ichs befreit, und diese machten sich wiederum daran, mehr verklebte Gestalten aus den Wänden zu ziehen. Ja, realisierte Philipp, Rolf hatte ganze Arbeit geleistet.

98

»Billy!«, keuchte Ahmed. »Knoche von Fisch im Hals!«

In jedem anderen Moment hätte Rolf lauthals über den lächerlichen Akzent des geflüchteten Jungen gelacht. Doch jetzt fühlte er nur Schmerz und Trauer und H… Hoffnung. In seinem Magen machte sich ein Klumpen breit. Was war nur los mit ihm?

99

Es wurde allmählich eng. Innerhalb kürzester Zeit war es ihnen gelungen, Hunderte von Philipps zu befreien. Einige davon ganz klein, andere kaum jünger als der Philipp der Gegenwart. Einige trugen Pyjamas, andere Arbeitskleidung, und wieder andere waren nackt. Ja, einige Philipps waren weiblich! Sie trugen langes schwarzes Haar, manche offen, manche zu Zöpfen geflochten. Und sie alle, jung und alt, männlich und weiblich, fielen sich gegenseitig in die Arme.

Rolfs Bauch war zu einer mit goldenem Licht durchfluteten Kathedrale geworden. Philipp musste seine an die Düsterheit gewohnten Augen zusammenkneifen, so hell war es. Und doch hatte er keinen Schimmer, was und wie ihm geschah. Er hatte es nach und nach aufgegeben, dem Irrsinn, der ihm widerfuhr, mit rationalen Erklärungen zu begegnen. Doch bis jetzt hatten sich ja auch »nur« die Grenzen der Wirklichkeit verschoben. Jetzt verwischten offensichtlich die Grenzen zwischen dem Jetzt und dem Früher, zwischen ihm und den anderen. Das Zeitliche wurde räumlich, das Innere zeigte sich im Äußeren und das Äußere im Inneren.

Doch all das war Philipp egal. Das goldene Licht im Raum durchströmte sämtliche Zellen seines Körpers, und er war zu Tränen gerührt.

100

Georgia rannte zum Kofferraum und wühlte in ihrer Arzttasche. Ahmed stand neben ihr und hielt Billy in seinen Armen, Zoë strich dem Hündchen über den Kopf. Dann fand Georgia, wonach sie gesucht hatte. Sie nahm die Pinzette und bat die beiden Kinder, Billys Maul aufzuhalten.

Rolfs Finger krallten sich in Jessicas Oberarm. In seinem Bauch rumorte es. Diese verdammte Cola, dachte er, die hat einfach zu viel Kohlensäure.

101

Der kleine Drache flatterte über das goldene Meer aus Philipps. Er strahlte übers ganze Gesicht. Das sollte reichen, dachte er, das sollte reichen.

102

Und Rolf stieß einen langen, tiefen und sehr, sehr lauten Rülpser aus.

VIERTER TEIL

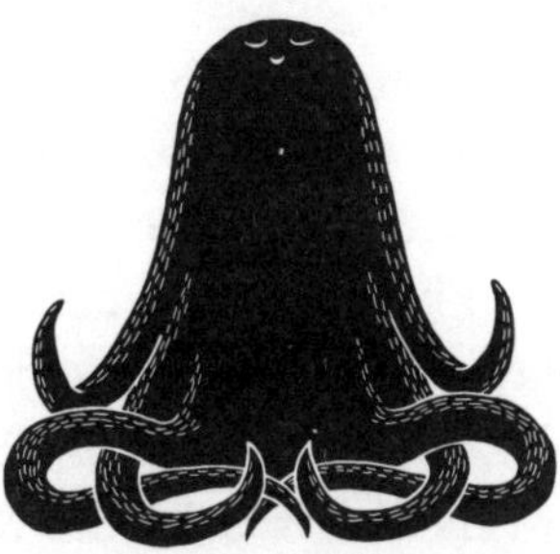

103

Nachdem Philipp zwanzig Jahre im Haus seiner Mutter, fünfzehn Wochen in einer Kaserne und zwei Jahre in einer Studenten-WG mit Temo und Giger gelebt hatte, war es Amanda gelungen, ihn zu einer gemeinsamen Wohnung zu überreden. Ein Schritt in Richtung erwachsenes, eigenständiges und bürgerliches Leben und ein Schritt, den Amanda nach nur wenigen Wochen bereute. Bis auf die kleine Ikea-Couch im Wohnzimmer gab es jetzt kein Entrinnen mehr. Früher oder später, davon war sie überzeugt, müsste sie ein Zimmer in Papas Klinik beziehen. Philipps Schnarchen trieb sie in den Wahnsinn.

Es wurde beschlossen, dass sich Philipp bei Dr. Dubois, einem angesehenen Gesichtschirurgen und Gian Carlos bestem Freund aus dem Studium, einer Nasenoperation unterziehen würde. Es war eine aufwendige Prozedur. Um Philipps Atemwege zu vergrößern, musste ein Teil seines Schädelknochens aufgebrochen, verkleinert, zur Seite gedrückt und mit zwei kleinen Titanschrauben, die Philipp und Rolf bis heute spürten, befestigt werden.

Im Anschluss an den Eingriff hatte Philipp drei Wochen auf besagter Ikea-Couch verbracht und versucht, sich mit sieben Staffeln *24* vom mindestens zwanzig Meter langen

Watteschlauch in seinem Kopf abzulenken. Wenn Jack Bauer durchhielt, konnte er das auch.

Und dann war der große Moment gekommen. Philipp saß auf einer Art Zahnarztstuhl, Dr. Dubois beugte sich über ihn und griff mit einer langen Zange in seine Nase. Nie im Leben hätte sich Philipp vorstellen können, derartige Schmerzen wie in jenem Moment zu erleben, als ihm der Arzt das Gehirn aus dem Kopf beziehungsweise die Watte aus der Nase zog. Jack Bauer hatte keine Ahnung.

Aber nachdem Dr. Dubois den überraschend kurzen Schlauch hinausgezogen hatte, erlebte Philipp ein Wunder. Zum ersten Mal in seinem Leben war es ihm vergönnt, durch die Nase zu atmen. Es war, als würden tausend Engel mit einer Druckluftpumpe himmlische Luft in seinen Körper jagen.

Und genau so fühlte sich Philipp, als er sich plötzlich in einem Kinosessel wiederfand.

104

Die frische Luft des Kinosaals schoss in die hintersten Ecken von Philipps Körper. Er war zurück an der Oberfläche.

»Mir reicht's«, hörte er eine Stimme sagen.

Er drehte seinen Kopf und stellte fest, dass im Sessel neben ihm eine junge Frau saß und er seinen Arm um ihre Schultern gelegt hatte. Während sie sich von ihm löste und sagte, dass er ein ungehobeltes Schwein sei, spreizte Philipp seine verkrampfte Hand und tastete sein verklebtes Gesicht ab. Waren das die Überbleibsel von Rolfs klebriger Magenschleimhaut? Nein, stellte Philipp fest, das waren Tränen.

»W… wo … w… was …?« Philipp konnte sich nicht entscheiden, welche seiner tausend Fragen er zuerst stellen sollte.

»Könnt ihr jetzt endlich mal still sein?«, sagte eine Frau vor ihm. »Es gibt hier Menschen, die würden gerne einen Film schauen.«

Die Frau neben ihm griff nach ihrer Handtasche und stand auf. »Sorry, Philipp, aber ich werde einfach nicht schlau aus dir«, flüsterte sie, küsste ihn auf die feuchte Wange und verließ den Saal.

Philipp versank in seinem Sitz und versteckte sich vor den Blicken der tuschelnden Zuschauer. Was war denn nur passiert? Er schaute zur Leinwand, auf der sich eine dramatische Szene abspielte. Eine Frau, zwei Kinder und ein kleiner Hund befanden sich am Rand einer dicht befahrenen Straße, es war dunkel und regnete in Strömen. Die Frau, der das schwarze Haar klitschnass über die Schultern fiel, hielt eine Pinzette ins Licht der Straßenlaterne, und eine Großaufnahme zeigte, dass zwischen den beiden Metallspitzen ein langes, dünnes Objekt klemmte, fast wie eine Nadel.

Da wusste Philipp, was zu tun war.

105

Während er gebückten Hauptes durch den Korridor in Richtung des grün leuchtenden Exit-Schildes schlich, hörte Philipp die junge Frau den dunkelhäutigen Jungen fragen, ob er und sein Hund ein Zuhause hätten. Philipp drehte sich nochmals um und sah eine Aufnahme des Jungen, der ohne aufzublicken den Kopf schüttelte. »Dann kommt doch mit zu uns!«, sagte die Frau, worauf Philipp die schwere, mit schwarzem Samt bezogene Flügeltür aufstieß und ihm das grelle Licht der Realität entgegenschlug.

106

Amanda schüttelte das Feuerzeug und versuchte es ein weiteres Mal. Endlich gelang es ihr, eine kleine Flamme zu entfachen und eine der Gauloises anzuzünden, die Jacqueline bei ihr vergessen hatte.

Es war eine klare und warme Nacht. Sie saß auf ihrer roten Bank im Garten, inhalierte vorsichtig und betrachtete die Sterne. Sie konnte es noch immer nicht glauben. Was hatte sie sich nur dabei gedacht? Sie musste husten und fragte sich, ob es am Tabak lag oder daran, dass sich die Erinnerungen an den vergangenen Nachmittag zu einem Kloß in ihrem Hals geformt hatten.

Sie hatte es zugelassen. Ein Teil von ihr hatte es gewollt. Zugelassen und gewollt, dass ihr Ex-Freund sie am helllichten

Nachmittag, inmitten ihrer Geburtstagsfeier, während ihre Freundinnen draußen mit ihren Babys spielten und ihr Vater und ihr Patenonkel sich mit teurem Champagner betranken, über das Spülbecken beugte und von hinten fickte.

Was würden ihre Ausbildenden dazu sagen? War das sexuelle Befreiung? Es war doch ihre Entscheidung gewesen. Oder nicht? *Sie* hatte Philipp gebeten, ihr beim Hineintragen der leeren Flaschen zu helfen. *Sie* hatte ihn zur Rede gestellt. Philipp war so anders als früher. Selbstsicherer, lustiger und lockerer. Doch so einfach war das nicht. Als sie in der Küche standen, hatte sie seine Augen nach einer Spur jenes Philipps abgesucht, in den sie sich vor so vielen Jahren verliebt hatte. Und für einen kurzen Moment hatte sie ihn erkannt, hatten sich seine Pupillen geweitet und eine Verletzlichkeit offenbart, die sie längst verloren geglaubt hatte. Erst da war es um sie geschehen gewesen. Erst da hatte es sie gepackt und hatte sie ihn gepackt. Erst da hatte sie ihn geküsst und an sich gedrückt.

Amanda entsperrte ihr Handy und wählte die Textnachrichten an. Die obersten beiden Konversationen waren mit Philipp und Jürgen. Jürgen bat um Vergebung. Es sei doch ganz am Anfang ihrer Beziehung gewesen. Und nur zum Spaß. Und keine Frau. Und er habe keine Ahnung gehabt, dass sie und Philipp sich kannten. »Sich kannten«, der war gut, dachte Amanda. Philipp schickte ein Kuss-Emoji und bedankte sich für den schönen Nachmittag. »Schön.« Auch nicht schlecht. Was für ein Schlamassel.

Da vibrierte das Handy in ihrer Hand und zeigte eine unbekannte Nummer an. Wer rief sie um diese Zeit noch an? Sie schob den weißen Balken auf dem Display zur Seite.

»Canizzo?«

»Amanda.«

»Philipp?«

Er sprach schnell und bestimmt: »Ich weiß nicht, was in den letzten Monaten mit mir passiert ist. Bitte lass uns bald darüber reden.«

»Äh ... ja, okay ... Hätte das nicht Zeit bis morgen?«

»Das hat es. Aber jetzt brauche ich unbedingt Temos Nummer. Kannst du sie mir schicken? Auf diese Nummer?«

Amanda verstand die Welt nicht mehr.

107

Philipp trommelte mit den Fingern auf dem Tresen des Kinokiosks. Mach schon, Amanda, dachte er. Er hatte keine Ahnung, wo Rolf war. Aber seine feuchten Handflächen verhießen nichts Gutes. Philipp spürte: Noch war er seinen Dämon nicht los.

»Vielen Dank nochmals. Sollte gleich so weit sein«, sagte er zu der jungen Kinomitarbeiterin, die ihm das Handy geliehen hatte. Sie stand hinter der leer geräumten Auslage und kippte eimerweise Popcorn in den Abfall.

»Kein Problem«, sagte sie.

Philipp entging nicht, dass seine verweinten Augen sie irritierten. Er hatte ihr gesagt, sein Akku sei leer, doch in Wirklichkeit wusste er schlicht nicht, was der Code für das nagelneue Telefon war, das er zusammen mit einem klobigen

Schlüssel und vier Magnumkondomen in seiner viel zu engen Jeans gefunden hatte. Was auch der Grund war, wieso er Amanda angerufen hatte: Ihre Nummer war die einzige, die er auswendig kannte.

Endlich vibrierte das Telefon und zeigte Temos Kontakt an. Philipp drückte auf »Anrufen«.

Es klingelte mehrmals, bevor Temo abnahm. »Mann, Philipp, ich muss morgen um acht im OP stehen.«

Im Hintergrund hörte Philipp eine Frauenstimme. »Scheiße, lässt der dich nie in Ruhe?« War das Jacqueline?

»Temo, bitte hör zu.«

108

Temo setzte sich auf die Bettkante und zündete sich eine Zigarette an. Jacqueline lag neben ihm und streichelte ihm über seinen nackten Rücken.

»Ja, ich sollte ihre Adresse noch irgendwo haben.«

»Gut«, sagte Philipp.

»Du hast doch gesagt, damit wärst du fertig?«

»Das kann sein. Aber jetzt muss ich zu ihr. Sofort!«

Temos Augen leuchteten auf. War sein Freund endlich zur Vernunft gekommen? Philipp hatte ihm Monate zuvor von Monstern und Dämonen erzählt, und Temo hatte ihm jedes Wort geglaubt. Doch er wusste, dass nur Philipp selbst die Kraft hatte, sich gegen die Mächte der Dunkelheit zu wehren. Und jetzt schien es endlich so weit zu sein.

109

Was muss dem nur zugestoßen sein, fragte sich Klara. Sie stand am großen Fenster des Kinofoyers im ersten Stock, blickte auf die Straße hinunter und beobachtete, wie der Mann mit den verweinten Augen durch die Nacht rannte. Dabei irritierte sie eine Sache ganz besonders: Jedes Mal wenn er eine Straßenlaterne passierte, hatte sie den Eindruck, nicht nur einen, sondern zwei Schatten zu sehen. Es war, als würde ein unsichtbares Geschöpf neben ihm herfliegen, eine Art Fledermaus, Greifvogel oder Drache.

Komisch, dachte sie und nahm sich vor, auf dem Nachhauseweg darauf zu achten, wie der Effekt zustande kam. Dann hörte sie die dumpfe Abspannmusik aus dem Kino und öffnete die Tür zum Saal.

110

Jeder Schritt, den Philipp auf den harten Asphalt setzte, erinnerte ihn daran, wie sehr er seine geliebte Realität vermisst hatte – und jeder Atemzug nährte seine Angst, dass sie Rolf ihm jederzeit wieder nehmen konnte. Die nach feuchtem Gras und Flusswasser riechende Luft, das grelle Licht der Straßenlaternen, das Flackern der Sterne, das Rauschen der Autos, das Ächzen der Trolleybusse und das Piepsen der Ampeln – Philipp wusste: Die ganze Welt stand auf dem Spiel.

Natürlich hätte er lieber den Bus oder ein Taxi genommen.

Aber von den drei Kreditkarten, die er in seinem neuen, aus irgendeinem Reptil gefertigten Portemonnaie gefunden hatte, wusste er bei zweien den Code nicht, und die dritte schien dermaßen überzogen zu sein, dass sie der Geldautomat sogleich verschluckt hatte. Also war er gezwungen, seine Beine zu benutzen. Er lief und lief, vorbei an Schaufenstern, Bäumen und Bushaltestellen, über leere Plätze, Tramschienen und Brücken, am Fluss entlang, durch den Stadtpark und den Friedhof, über kleine Wege und steile Treppen, stets in Richtung des alten Villenviertels in den Hügeln hoch über der Stadt.

Er stellte fest, dass ihn die physische Betätigung gar nicht erschöpfte. Hatte er die letzten Monate nicht in einem Zustand der schieren Bewegungslosigkeit verbracht? Eben hatte er sich noch ausgemergelt und schwach gefühlt, doch jetzt ... Philipp fasste sich an den Bauch und konnte es kaum fassen. Eins, zwei, drei ... acht kleine Quadrate bildeten seine Muskeln. Er musste zugeben: Was auch immer Rolf angestellt haben mochte, er hatte sich gut um seinen Körper gekümmert. Einzig das Kratzen in seinem Hals irritierte ihn. Das und die große Lust nach einer Zigarette.

111

Philipp versuchte, wann immer möglich zwei Stufen auf einmal zu nehmen. Auf einem Absatz machte er eine kurze Verschnaufpause. Er blickte kurz über die Hecke zu seiner Rechten, versicherte sich, dass Rolf nach wie vor nicht zugegen war, und betrachtete dann die Lichter der Stadt. Er schwor sich, die Welt nie mehr als selbstverständlich hinzunehmen. Ab sofort würde er jede Sekunde seines Lebens genießen.

Dann begannen die Lichter plötzlich zu verschwimmen. Philipps Augen wurden feucht. In seinem Kopf flackerte ein Bild auf. Ein Babyarm, der vergeblich nach einem Apfel greift und unkontrolliert und wütend um sich schlägt. Offenbar eine Erinnerung aus Philipps frühester Kindheit. Er verspürte leichten Schwindel und griff nach dem kühlen Treppengeländer. Dann brachen weitere Bilder über ihn herein. Umgeworfene Töpfchen, zerrissene Zeichnungen, zertretene Käfer.

Philipp riss sich zusammen und setzte seinen Aufstieg fort. Er dachte an die Hummerschwänze, von denen Temo immer erzählte, dass sie noch auf hoher See schockgefroren würden und nur deshalb so frisch rochen und gut schmeckten. Ähnlich fühlte es sich mit den Erinnerungen an, die noch immer auf ihn niederprasselten. Sie waren glasklar und gestochen scharf, als hätten sie Jahrzehnte im Eisschrank verbracht. Und es war, als könnte ihr Tauwasser nur über seine Augen abfließen. Ein ungeheuerliches Schluchzen übermannte ihn.

Jetzt flog Philipp eine Erinnerung an eine Szene auf dem Pausenplatz zu. Er stürzte sich schreiend auf einen Jungen aus der Parallelklasse. Christian hatte ihn monatelang gehänselt, und Philipp wusste nur aus Temos Erzählungen, dass er ihn eines Tages windelweich geprügelt hatte. Bis eben hatte er absolut keine Erinnerung an den Vorfall gehabt, und er hätte es nicht geglaubt, wären da nicht die Blutspuren unter seinen Fingernägeln und der neu gewonnene Respekt einiger Rabauken gewesen.

Obwohl es Philipp gar nicht recht war, breitete sich ein Lächeln auf seinem Gesicht aus. Es lenkte die Tränen, die über seine Wangen kullerten, in neue Bahnen.

112

Das Donnergrollen wäre Rolf durch Mark und Bein gegangen – hätte er noch über Mark und Bein verfügt. Doch ihm war die Kontrolle über Philipps Körper wieder mal entglitten. Und das, nachdem er so verdammt viel Arbeit in ihn hineingesteckt hatte.

Er befand sich in einer seltsamen Zwischenwelt, bestehend aus Wolken, Blitzen, umherwirbelnden Feuerbällen und riesigen Hagelkörnern. Nur selten lichtete sich die schwarze Nebelwand und erlaubte ihm einen kurzen Blick auf einen weit entfernten klitzekleinen Philipp, der die Treppen zum Villenviertel hochstieg. Er wollte doch nicht etwa zu …? Nein! Das durfte nicht …, das konnte nicht sein. Rolf nahm mehrmals Anlauf und versuchte, durch die Öffnung zu springen. Aber jedes Mal wurde er von einer unsichtbaren Flutwelle zurückgedrängt. Er verlor sich in einer Tirade von Flüchen, die jedoch im Tosen des Sturms verhallte.

113

Philipp keuchte. Schreberstraße 23, das musste es sein. Vor ihm ragte ein großes Eisentor zwischen zwei Betonpfeilern zum Himmel, dahinter wand sich eine Pflastersteinstraße durch einen üppigen Garten, an dessen Ende Philipp inmitten einer Ansammlung knorriger Bäume ein mit Türmchen besetztes Steinhaus ausmachte. Er drückte auf den Klingelknopf und wartete.

Inzwischen waren ihm weitere Bilder und Eindrücke zugeflogen. Darunter auch die jener Konzertnacht, in der er seinen ersten alkoholbedingten Filmriss erlitten hatte. Anscheinend war mit der Befreiung seines fünfzehnjährigen Ebenbildes auch diese Erinnerung zurückgekehrt.

Während Philipp wartete, ließ er die Bilder noch einmal Revue passieren: Aus dem Konzertsaal in die Nacht hinaus. Erbrechen. Temo und Giger suchen, vergeblich. Jugendliche Punks. Abschätzige Kommentare über sein vollgekotztes T-Shirt. Fäuste. Tritte. Passanten, die eingreifen, die Ambulanz rufen, ihn festhalten. Losreißen. Flucht durch den Stadtpark. Eine junge Frau. Lachen. Flirten. T-Shirt wegwerfen. Ihr schwarzes, viel zu kleines Jäckchen anziehen.

Philipp presste seinen Finger nochmals auf den Klingelknopf und horchte. Die Gegensprechanlage blieb stumm. Bitte sei zu Hause, dachte er. Aus den Baumwipfeln erklang ein leises »Uhu«. Der Film lief weiter.

Tanzen im Nobelclub. Hinterhof. Küssen. Hände. Überall. Bekanntschaft mit Griechen. Taxi. Blackjack. Neuer Spielvorschlag: Russisch Roulette. Eins, zwei, drei Runden. Klick.

Klick. Kichern. Silbrige Schüssel. Weißes Pulver. Die Schüssel packen. Hihihi. Rennen. Butler im Weg. Schlag in die Magengrube. Blut im Mund. Zusammenklappen. Auto. Ledersitze. Butler kauft Zugticket. Ade.

Wieder rutschte Philipp ein Kichern über die Lippen. All das Nachsitzen, die entsetzten Blicke seiner Lehrer. Oh, Rolf. Doch eine Erinnerung lag noch immer im Dunkeln: Was war bloß in den letzten Monaten passiert?

Dann erklang ein dumpfes Klirren, und ohne dass sich Philipp über die Gegensprechanlage identifizieren musste, öffnete sich das schwere Eisentor.

114

Philipp sprang die wenigen Stufen zu dem von vier Säulen flankierten Eingangsbereich hoch und betätigte einen weiteren Klingelknopf. Erst jetzt merkte er, dass seine Designerjeans komplett durchgeschwitzt war und an seinen Beinen klebte wie die Fetzen von Rolfs Magenschleimhaut. Was ihm die Dringlichkeit seiner Situation vergegenwärtigte.

Endlich öffnete sich auch die hölzerne Flügeltür und offenbarte einen jungen Mann. Bis auf ein Paar weiße Boxershorts war er nackt. Sein gestählter Körper und sein blondes, struppiges Haar erinnerten Philipp ein wenig an Temo.

»Wissen Sie eigentlich, wie spät es ist?«, fragte der Mann. Aus seinem Mund klang der Satz noch mehr nach Floskel, als er es ohnehin getan hätte.

»Ist … wohnt hier nicht eine gewisse … Hua Tuo?«, stammelte Philipp.

»Ja. Die wohnt hier.«

»Könnte ich … wäre es möglich, sie kurz …« Philipp riss sich zusammen. »Ist sie zu Hause? Ich muss sie dringend sehen!«

Der junge Mann seufzte gelangweilt, drehte sich um und schrie ein paar unverständliche und aggressiv klingende Laute in die Villa hinein, so laut, dass aus dem Eingangsbereich ein mehrfaches Echo ertönte. Immerhin, den ersten Test hatte er bestanden, dachte Philipp. Dann knallte das Unterhosenmodell die Tür zu. Oder auch nicht.

Kurze Zeit später ging die Tür erneut auf, und eine in einen seidenen Bademantel gekleidete uralte Asiatin begrüßte Philipp. Hua Tuo.

»Aber lange gedauert das hat!«, sagte sie. »Kommen Sie herein. Schnell.«

Philipp trat über die Schwelle und wollte die Tür gerade hinter sich zuziehen, als Hua Tuo sagte: »Nein. Warten Sie.«

Sie zwängte sich an Philipp vorbei, trat einen Schritt ins Freie und blickte zum Himmel. »Etwas vergessen Sie haben!« Mit lockerem Handgelenk und dem Handrücken nach oben streckte sie ihren Arm aus, pfiff leise und murmelte ein paar Sätze auf Chinesisch. Philipp hätte schwören können, dass er das Huschen eines Schattens vernahm.

Dann trat Hua Tuo abermals herein und schloss vorsichtig die Tür, jedoch nicht, ohne einen letzten misstrauischen Blick nach draußen zu werfen und ihre ohnehin schon außerordentlich faltige Stirn zu runzeln.

115

Das Unterhosenmodell stellte die Tassen mit Nachdruck auf den Holztisch und schenkte ihnen Tee ein. Dann setzte es sich auf das weiße Plüschsofa unter dem Fenster, stülpte sich ziemlich große Kopfhörer über und vertiefte sich in seinen Laptop.

»Entschuldigen Sie Olaf«, sagte Hua Tuo, die Philipp gegenüber Platz genommen hatte. Dann flüsterte sie: »Er mag es nicht, wenn man ihn beim Liebesspiel stört.«

Bis vor Kurzem hätte ihn Hua Tuos Bemerkung irritiert. Bis vor Kurzem hätte ihn die ganze Situation irritiert. Er war es nicht gewohnt, verschrobene Akupunkteurinnen mitten in der Nacht aus ihren Stadtvillen zu klingeln und von deren hundert Jahre jüngeren Liebhabern angeschissen zu werden. Doch seit er eine gefühlte Ewigkeit im Bauch eines Dämons verbracht hatte, wo er zahllose frühere Ichs und einen kleinen Drachen hatte befreien dürfen, brauchte es mehr, um ihn aus seiner Komfortzone herauszulocken.

Nein, Philipp war gefasst wie nie zuvor. Er überkreuzte die Beine, trank einen Schluck Tee und erzählte seine Geschichte.

116

»Große Scheiße!«, sagte Hua Tuo. »Unglaublich!«

»Ja, nicht wahr?«, antwortete Philipp. Er war ein wenig stolz, dass sein Erlebnisbericht Hua Tuo beeindruckte.

»Und was ihr zwei jetzt tun?«, fragte sie.

»Wir zwei? Rolf und ich?«

»Nein! Du und er.« Sie zeigte auf seine Brust.

Philipp verstand nicht. Das Unterhosenmodell, das noch immer auf dem Sofa saß, seine Kopfhörer jedoch abgelegt hatte, schüttelte abschätzig den Kopf und verdrehte die Augen. Offenbar konnte es nicht glauben, wie schwer von Begriff der Patient seiner Freundin war.

»Die Augen schließen«, befahl Hua Tuo.

Philipp zögerte. In jüngster Zeit hatte er nicht besonders gute Erfahrungen damit gemacht, sich seinen inneren Bildern zu stellen. Doch er riss sich zusammen und schloss die Augen.

Noch immer fühlte er die Präsenz des Raumes. Das Licht des üppigen Kronleuchters über dem Tisch durchdrang seine Lider, vor sich erkannte er das Abbild Hua Tuos, und sein Geist übersetzte auch die Gegenwart des Unterhosenmodells in ein unscharfes Bild – natürlich nicht ohne ein Spur Temo miteinzustreuen. Dann drehte Philipp den Kopf nach rechts und sah ihn.

»Ein Drache, nicht wahr?«, sagte Hua Tuo.

Philipp nickte. Der kleine Drache schlabberte Tee aus seiner Tasse wie ein Bernhardiner.

»Immer bei dir. Immer beschützen. Dein Seelentier.«

Philipp öffnete die Augen und sah Hua Tuo fragend an. Er war Experte für die Digitalisierung von Managementprozessen in der Versicherungsindustrie und verstand nicht viel von Seelentieren. Und wie gesagt: Hätte er die letzten Monate nicht im glibbrigen Bauch eines Dämons verbracht, wäre ihm ihr esoterisches Geschwätz sowieso zuwider gewesen.

Das sah jetzt auch Hua Tuo.

117

Hua Tuo erzählte Philipp von ihrer Zeit an amerikanischen Eliteuniversitäten, von ihrer Forschung an der Schnittstelle von Neurologie, Tiefenpsychologie, Evolutionsforschung, Anthropologie, chinesischer Heilkunde und mittelalterlicher Mystik und von ihrer Erkenntnis, dass die Menschheit keine Ahnung von nichts und wieder nichts hatte, keine Ahnung von den Tiefen der menschlichen Seele, keine Ahnung von den Kräften fernab des Sicht-, Mess- und Quantifizierbaren.

Philipp stellte fest, dass Hua Tuos Deutsch plötzlich erstaunlich fehlerfrei war. »Aber …«, setzte er an, »wieso wird denn diese … Welt nicht mehr erforscht?«

Das Unterhosenmodell hatte ein wenig zugehört, doch jetzt setzte es seine Kopfhörer wieder auf.

»Eben. Nicht quantifizierbar«, sagte Hua Tuo und schlürfte etwas Tee. »Zudem werden die meisten, die sich mit diesen Themen befassen, früher oder später selbst von Dämonen befallen. Und die finden nichts lustiger, als die Forschenden von ihrer Suche abzubringen, sie dazu zu verführen, die Einsichten, die sie aus dem flüchtigen Blick in die Zwischenwelt gewonnen haben, in ihr irdisches Glück zu investieren. Oft werden sie Künstler, Unternehmer, Psychiater, Verführer oder …«, Hua Tuo verzog das Gesicht, »Dichter.«

Philipp dachte an Gian Carlo und seine Gedichte, die Amanda im ganzen Haus aufgehängt hatte.

»Und die anderen?«

»Ach, die anderen«, sagte Hua Tuo nachdenklich. »Wenige. Und gut versteckt.«

»Aber wieso denn?«

»Weil dann zu spät.« Sie starrte einen Moment in ihre Tasse. »Je tiefer man geht, desto schwieriger wird es, zurückzufinden. Und die, denen es doch gelingt, verlieren jedes Interesse an Anerkennung. An der Lust, die Welt zu verändern. Die wahrhaftig ›Erleuchteten‹«, Hua Tuo krümmte ihre schrumpeligen Finger zu Gänsefüßchen, »verschaffen sich nur selten Gehör. Und wenn doch, tut man sie als religiöse Spinner ab.« Kaum merklich nickte sie in Richtung einer kleinen Buddhastatue auf dem Fenstersims. »Lieber helfen im Kleinen. Man kann es sowieso nur mit einem Dämon auf einmal aufnehmen.«

»Dann ist Rolf wirklich … ein richtiger … Dämon?«

»Das kann gut sein, ja. Was weiß ich schon.«

Beinahe musste Philipp lachen. Wenn sie nichts wusste, was war dann erst mit ihm?

»Und woher kommt er?«

»Das kannst nur du beantworten.«

»Aber … wer ist er?«

»Er heißt Rolf, oder?«

»Ja.«

»Dann ist er Rolf.«

Philipp hielt einen Moment inne. »Und der Drache? Der ist kein Dämon?«

Hua Tuo blickte auf. »Oh nein. Er gehört zu dir.«

»Aber der Dämon gehört nicht zu mir?«

»Nein. Er ist ein Fremder. Viele Namen. Dämon. Yōkai. Dschinni. Shedim. Suras …«

»Dschinni?«

Hua Tuo nickte. »Die Seele wird rein geboren. Pur wie das Licht. Doch dann kommt das Fremde dazu. Nicht weiter schlimm. Normal. Doch manchmal«, ihre Miene verdunkelte sich, »sind die Umstände so unglücklich, die fremden Energien so schwarz, dass sich das Fremde in der Seele verfestigt und das Eigene vertreibt. Oder gar verschlingt. Dann entstehen Dämonen.«

»Das pure Böse …«, sagte Philipp.

Hua Tuo blickte ihn scharf an. »Nein. Nicht böse. Westliche Scheiße. *Star-Wars*-Scheiße. Dämonen sind fremde Wesen, ja. Aus anderer Dimension, verloren, verspielt, unberechenbar. Aber böse?« Sie schüttelte den Kopf.

Philipp dachte an Rolfs Witze und seinen ungehobelten Charme. Plötzlich realisierte er, woher er die Frau im Kino kannte. Jässicaaa. O Mann.

»Aber er hat mich verschluckt.«

»Zu mächtig er ist. Doch wenn *er* mächtig, dann auch *du*.«

»Moment«, sagte Philipp, »wieso sehe ich eigentlich nur Rolf in der Realität?« Er schloss die Augen und wechselte einen Blick mit dem kleinen Drachen, der es sich in seinem Schoß bequem gemacht hatte.

»Ha! Realität!« Hua Tuo spuckte in ihre Tasse. »Olaf!«

Das Unterhosenmodell blickte auf und entledigte sich wieder seines Kopfhörers. Hua Tuo sagte etwas auf Chinesisch, worauf beide in Gelächter ausbrachen.

»Rolf nur sehen dank meiner Behandlung«, erklärte sie, »auch in der ›Realität‹.« Abermals verkrümmte sie ihre Finger zu Gänsefüßchen.

Philipp holte zu einer weiteren Frage aus: »Und jetzt –«

»– will ich ins Bett, ja. Olaf jünger nicht wird.«

»Aber –«

»– du möchtest wissen, was du jetzt tun?«

Philipp nickte.

Hua Tuo spitzte den Mund und blickte ins Leere. »Näher bei deinen Gefühlen du bist. Das ist gut.«

»Dämonen mögen keine Heulsusen«, fügte Olaf an.

»Wie loswerden musst du selbst herausfinden«, sagte Hua Tuo und nickte in Richtung Tür.

»Aber was soll ich tun?«

»Was weiß ich? Nur eine alte Frau ich bin.«

Olaf sagte etwas auf Chinesisch zu ihr.

»Ja, vielleicht zum Ursprung zurückkehren du musst. Das könnte sein. Und jetzt ich bin müde.«

118

Zum ersten Mal seit langer Zeit war Philipp wütend. Wütend auf Hua Tuo und ihren Gehilfen in Unterhosen. Wütend auf Temo. Wütend auf Gian Carlo und Madeleine. Wütend auf

Rolf. Auf Felix, Hans, Giger, Tobi und Jacqueline. Wütend auf Lise. Wütend auf Amanda. Wütend auf Mama. Wütend auf seinen Vater.

Aber in erster Linie war Philipp wütend auf sich selbst. Er stand auf, strich sich durchs Haar und ging in Hua Tuos geräumigem Wohnzimmer umher. »An den Ursprung zurückkehren?«, fragte er. »Ich weiß nicht mal, wo ich wohne. Ich weiß nicht mal, was der Code für mein Handy ist. Woher soll ich wissen, wo der Ursprung ist?«

»Gib mal her«, sagte das Unterhosenmodell, ohne von seinem Bildschirm aufzusehen.

»Was?«, fragte Philipp überrascht.

»Dein Handy. Gib mir mal dein Handy.«

119

Bisher war Philipp der felsenfesten Überzeugung gewesen, dass sich das Leben, die Welt und die Zeit mittels weniger Achsen erfassen ließen. Besondere Aufmerksamkeit galt dabei der horizontalen Achse, der x-Achse. Sie war es, welcher zusätzlich zur räumlichen Aufgabe auch die Ehre zuteilwurde, Veränderungen über die Zeit darzustellen – was Philipp aufgrund seiner täglichen Arbeit mit betriebswirtschaftlichen Prozessen sehr vertraut war.

Doch inzwischen war er sich nicht mehr sicher, ob seine Weltanschauung immer noch stimmte. Es war fraglos die vertikale Achse, die ihm die Regentropfen bescherte, doch in seiner Wahrnehmung prasselten diese eher von vorn, also über die z-Achse auf die Windschutzscheibe. Die horizontale Achse wiederum bot sich zwar zur geistigen Komplettierung des stockdunklen Horizonts an, doch zur Darstellung der Zeit, wie Philipp das von seinen Prozessmodellen gewohnt war, taugte sie zuletzt weniger als tiefgefrorene Butter zum Brotstreichen. Wie der Regen schien auch die Zeit die z-Achse zu bevorzugen, was sich an den im Scheinwerferlicht leuchtenden Geschossen der weiß gestrichelten Mittellinie bestens beobachten ließ – und in Anbetracht des Anfangsbuchstaben des Wortes ja eigentlich auch Sinn machte. Z wie Zeit.

Doch der größte Unterschied zwischen Theorie und Praxis zeigte sich darin, dass er, Philipp, es in der Hand hatte – oder genau genommen im Fuß –, die Geschwindigkeit der weißen Geschosse, und somit der Zeit, zu kontrollieren. Konnte es sein, dass nicht die Achsen sein Leben bestimmten, sondern er die Achsen?

Die Uhr im Armaturenbrett zeigte 3:14, als ein grauer Tanklastwagen an Philipp vorbeirauschte und ihn mit einem lauten Hupen aus seinen Gedanken riss. Das passierte bereits zum vierten Mal, und allmählich realisierte er, dass die Geste seiner nächtlichen Straßengenossen nicht als feindselig zu verstehen war, sondern als Zeichen der Anerkennung. Offenbar waren besonders Lastwagenfahrer von dem silbernen Lamborghini Murciélago beeindruckt, den Rolf sich während Philipps Abwesenheit zugelegt hatte. Und er musste zugeben: Sosehr er seinen Ersparnissen nachtrauerte und so peinlich ihm das teure Auto war, er genoss die roten

Ledersitze, die Beschleunigungskraft und die unbestreitbare Coolness.

Wieder rauschte ein Lastwagen an ihm vorbei und hupte. Bisher hatte Philipp es vorgezogen, die Möglichkeiten der deutschen Autobahn nicht vollends auszuschöpfen und die rechte Fahrbahn zu benutzen. Doch jetzt betätigte er den Blinker, prüfte den winzigen Rückspiegel, wechselte die Spur und drückte aufs Pedal.

»I struggle with some demons. They are middle class and tame«, erklang Leonard Cohens Stimme aus den Lautsprechern. Philipp musste lächeln. Sein Dämon war ungefähr so middle class und tame wie das Auto, in dem er saß.

120

Die Sonne stand flach über den Bäumen, als der Lamborghini am Ende der Schotterstraße inmitten der grünen Ebene zum Halten kam. Dabei schraken drei Krähen auf, die im hohen Gras nach Frühstück suchten.

Philipp stellte den Motor ab und atmete tief durch. Die Flügeltür schwang nach oben, und er zwängte sich mit eingezogenem Kopf ins Freie.

Er erkannte den Ort kaum wieder. Vor etwas mehr als einem Jahr standen hier riesige metallene Bühnen und Zelte, so weit das Auge reichte. Doch bis auf ein paar ausgetrocknete braune Stellen und eine morsche Holzskulptur war nichts davon geblieben. Das Gelände war fast gänzlich in seinen ursprünglichen Zustand zurückversetzt – ein Bild, das Philipp darin bekräftigte, dass auch er am Ursprung seines Problems angekommen war.

»Okay, Rolf, es ist Zeit, nach Hause zu gehen«, sagte er, ohne recht zu wissen, in welche Richtung er seine Stimme richten sollte. Er bemühte sich, selbstbewusst und mutig zu klingen, und fand, dass ihm das erstaunlich gut gelang.

Nichts tat sich. »Rolf!«, rief er erneut. »Ich weiß, dass du da bist.« Das wusste er wirklich. Er spürte es in seinem verkrampften Kiefer, in seinen verspannten Schultern und in seinem viel zu engen Brustkorb.

Eine große Krähe setzte sich auf die Frontklappe des Autos. Sie sah Philipp an. Er sah sie an. Für einen kurzen Moment dachte er, dass das leise Ächzen, das er plötzlich vernahm, von ihr ausging. Doch dann merkte er, dass es aus dem Kofferraum kam. Der befand sich, anders als Philipp das gewohnt war, vorn. Er machte zwei Schritte, die Krähe flatterte davon, und er öffnete die Haube.

Rolf lag zwischen einem Paar Sportschuhen und zwei Chipspackungen. Seine Tentakel waren mit einem dicken Stahlseil an seinen Körper gefesselt, und in seinem Mund steckte ein Fußball, der mit einem Ledergürtel an seinem Kopf festgezurrt war. Rolf blickte Philipp flehend an und versuchte, mittels stöhnender dumpfer Laute zu kommunizieren. Aus seinen Mundwinkeln quoll gelb-oranger Schleim.

Philipp erschrak ein wenig. Dann sagte er: »Lass den Scheiß.«

Rolf spuckte den Fußball aus und traf Philipp an der Stirn.

121

»Musst zugeben, der war ziemlich gut!«, sagte Rolf. »Wie im Film, nicht?«

Philipp hatte nicht viel übrig für Rolfs Theatralik. Dennoch verkniff er sich ein Schmunzeln, während er die Grasfläche hinaufstieg, in deren Nähe die Hauptbühne gestanden hatte. Rolf schwebte hinter ihm her.

»Und wie findest du den Murciélago?«, fragte er. »Wusstest du, dass das spanisch für Fledermaus ist? Abgefahren, nicht? Halb Fledermaus, halb Auto. Halb Batman, halb Optimus Prime.« Er kicherte.

»Wie viel hat er gekostet?«

»Das ist alles, was du wissen willst?«

Das Blut in Philipps Venen fühlte sich kochend heiß an. Ohne sich umzusehen, sagte er: »Nein, ich will alles wissen! Jede einzelne Schandtat, mit der du mein Leben ruiniert hast!«

Rolf flog an ihm vorbei, hob zwei Tentakel in die Luft, winkte ab und senkte seine Stimme. »Oh, là, là, jetzt mal sachte, der Lambo war spottbillig. Hab dem Typen geholfen, innerhalb einer Stunde drei Schlitten zu verkaufen. Da hat er mir einen guten Preis gemacht. Siebzigtausend, zack. Also beruhig dich.«

Das beruhigte Philipp tatsächlich. Sein Blut hörte auf zu blubbern.

»Außerdem verdienen wir jetzt echt viel Geld, Jungchen!«

»Wir?« Philipp hielt für einen Moment inne und drehte sich um. Seine innere Herdplatte begann wieder zu glühen. »Weißt du, wo ich die letzten vier Monate war?«

Rolf verdrehte die Augen. »Mann, immer noch die alte Dramaqueen. Ich hab ein wenig überreagiert, okay? Ich bin ein Dämon. Da passiert so was.«

Philipp holte tief Luft, ballte seine Fäuste – und ließ es schließlich bleiben, seinem Dämon die Meinung zu sagen. Lieber setzte er seinen Aufstieg fort. Es würde bald vorbei sein.

»Du hast ja recht«, sagte Rolf, »ich bin unverbesserlich.«

Beinahe gleichzeitig stießen die beiden einen tiefen Seufzer aus.

122

Auf der kleinen Anhöhe angekommen, ließ Philipp den Blick über die grüne Ebene schweifen. Sie war von einem dichten Tannenwald umschlossen, und in der Ferne konnte man die Überreste einer mittelalterlichen Burg sehen.

»Hier hat alles angefangen«, proklamierte er.

»Bist du sicher?«, fragte Rolf und runzelte seine von Furunkeln übersäte Stirn.

»Ungefähr hier, ja.« Sicher war er sich nicht. Vielleicht hatten sich die junge Belgierin, Lise, und er auch einige Meter weiter links oder rechts ins Gras gesetzt, um die Aussicht über das Meer aus Bühnen, Zelten und Menschen mit etwas Abstand zu betrachten. Aber irgendwo hier war es gewesen, wo sie die kleinen Pillen mit Bier hinuntergespült hatten, das aus Sicherheitsgründen nur in Plastikflaschen erhältlich gewesen war.

»Du musst es ja wissen. Bist ja ein kluges Kerlchen«, sagte Rolf und grinste. »Hat man übrigens daran gemerkt, wie flink du unser neues Handy entsperrt hast.«

»Vor vier Monaten gab's noch keine Fingerabdrucksensoren, Arschloch«, sagte Philipp. Tatsächlich hatte sich das Entsperren des Handys als erstaunlich einfach entpuppt.

»Hast du dir wenigstens die Fotos angeguckt?«

Das hatte sich Philipp nicht entgehen lassen. Er mochte gar nicht daran denken, wie viele Frauen in seiner Umgebung jetzt über ein Foto seines Penis verfügten. Er wollte Rolf gerade darauf ansprechen, als sein Fuß an einer Wurzel hängen blieb und er strauchelte. Rolf reagierte blitzschnell. Ehe Philipp den Hang hinunterpurzelte, fing er ihn auf und setzte ihn behutsam ab.

Philipp, erschrocken, stolperte einige Meter auf allen vieren davon, drehte sich um und schrie: »Fass mich nicht an!« Da fiel ihm ein, dass er sich ja auf Annäherungsversuche seines Dämons vorbereitet hatte. Er zog eine kleine Schachtel aus seiner Hosentasche, die er sich in der Vierundzwanzigstunden-Apotheke am Bahnhof ganz ohne Rezept erbettelt hatte. Er fuchtelte damit in der Luft herum und sagte: »Eine falsche Bewegung, und ich schluck die ganze Schachtel!«

Doch Rolf kicherte nur sein altbekanntes Kichern, setzte sich neben Philipp ins Gras und schaute ihn so liebevoll an, wie das für Dämonen möglich war. Er gab sich wirklich Mühe, seine borstigen Augenbrauen in der Mitte anzuheben und an den Schläfen fallen zu lassen. Genau so, wie er es von Mathrubootham gelernt hatte.

»Du glaubst mir nicht?« Philipp öffnete die Schachtel, um

seiner Drohung Nachdruck zu verleihen. Doch dann sah er, dass jede einzelne Pille herausgedrückt worden war.

Er hörte ein Zischen. »Willst du ein Bier?« Rolf streckte ihm eine beschlagene Flasche Duvel entgegen und schnippte den Deckel den Hügel hinunter.

Philipp schaute ihn verdutzt an. »Wann …? Woher …?«

»Hab ich gekauft, als du geschlafen hast. Ziemlich gefährlich übrigens, einfach einzunicken auf der schnellsten Autobahn der Welt.«

Philipp nahm das Bier zögerlich an. Rolf öffnete sich auch eins, trank einen großen Schluck und grinste.

»Und jetzt relax mal, Fipo«, sagte er. »Auch wenn ich dich verschlucken wollte, könnte ich es gar nicht. So viel, wie du in letzter Zeit rumgeflennt hast.« Er wollte anfügen, dass er das echt widerlich fand, doch irgendwie hatte er ja auch Gefallen an dieser Sache gefunden, die die Menschen Gefühle nannten. Er fühlte sich dabei immer so schön … durchlässig. »Außerdem würde sich dein nerviges kleines Haustier mit Händen, Füßen und Flügeln dagegen wehren«, fügte er an und zeigte zum Himmel.

Philipp schloss die Augen und sah, wie der kleine Drache scheinbar sorglos durch den Himmel tanzte, sie jedoch keine Sekunde aus den Augen ließ.

»Und«, fuhr Rolf fort, »mir war manchmal echt langweilig ohne dich! Temo und Jürgen sind ja lustige Typen, aber die kommen nie an dich heran.«

»Wer zur Hölle ist Jürgen?«

123

Die langen Schatten, die die Bäume bei ihrer Ankunft auf die Ebene geworfen hatten, waren zu Stummeln geworden.

»Und jetzt?«, fragte Rolf, der neben Philipp im Gras saß und Zigaretten rauchte.

Philipp atmete tief ein. Dann antwortete er mit fester Stimme und ohne seinen Dämon anzusehen: »Jetzt will ich, dass du gehst.«

»Das habe ich mir gedacht.«

»Das habe ich *mir* gedacht«, korrigierte ihn Philipp.

»Gut.«

Philipp starrte ins Leere und nahm einen Schluck. Obwohl er bisher kaum getrunken hatte, fühlte er sich beschwipst. Seine Zunge war träge, sein Sichtfeld verschwommen, und er musste sich zusammenreißen, damit er nicht loskicherte.

Rolf hatte seine Gedanken gelesen. »Du und ich, wir sind ein Herz, eine Seele und eine Leber, Jungchen«, sagte er, nahm seinerseits einen großen Schluck und klopfte Philipp auf die Schultern.

»Du willst mich gefügig machen?«, sagte der, nahm Rolf das Bier aus dem Tentakel und schleuderte es den Hügel hinunter. Rolf verfolgte wehmütig die Flugbahn der Flasche. Dann sagte Philipp kühl: »Es ist *mein* Herz und *meine* Seele. Und jetzt los.« Er stand auf.

Rolf blieb sitzen. »Bist du dir ganz sicher? Wenn ich weg bin, bin ich weg. So ein Dämonendimensionssprung ist aufwendig, musst du wissen. Und ich könnte dir noch nützlich sein.«

Philipp antwortete nicht sofort. Er dachte an die grauenvolle Zeit in Rolfs Bauch, an den Autounfall und an die Angst. Doch als er Rolf in seine blutunterlaufenen, aber gleichzeitig seltsam leuchtenden Augen blickte, fiel ihm ihr neues Auto ein, die Beförderung und, zugegeben, auch die Sammlung zahlloser Nacktfotos junger Frauen auf seinem Handy. Dann dachte er an Amanda. »Ja, ich bin mir sicher.«

»Da kann ich wohl nichts machen. Weißt du, bei uns Dämonen ist das ähnlich wie bei den Vampiren. Wenn man uns bittet zu gehen, müssen wir Folge leisten.«

Jetzt waren es Philipps Augen, die leuchteten. Wieso hatte ihm Hua Tuo nichts davon erzählt. »Echt?«

»Echt.«

»Dann bitte ich dich zu gehen.«

»Behältst du wenigstens das Auto?«

»Da kriech ich lieber in deinen Wanst zurück.«

Rolf seufzte, zupfte ein paar Gräser und warf sie unmotiviert in die Luft. Dann rappelte er sich auf. »Na gut. Also los.«

124

Philipp hätte weder gedacht, dass das Exorzieren seines eigenen Dämons dermaßen kompliziert war, noch dass ihm ebendieser hilfsbereit zur Seite stehen würde.

»Tadschikitschakatschingungganging«, sagte Philipp. Seit mindestens einer halben Stunde saßen sie sich inmitten einer Waldlichtung im Schneidersitz gegenüber. Philipps Fingerspitzen berührten sich. Rolfs Tentakel waren allesamt gen Himmel gerichtet. Außerdem hatte sich Philipp auf Rolfs Geheiß nackt ausgezogen, und auf seinem Kopf balancierte er ein Büschel ausgerissenes Gras.

»Nein, nein, nein. Die Betonung liegt auf dem ›gung‹«, sagte Rolf geduldig.

Philipp wiederholte es nochmals. Wieder falsch.

»Konzentrier dich! Jetzt hast du das ›ging‹ vergessen. Tadschikitschakatschin GUNGganGING.«

»TadschikitschakatschinGUNGganGING«, wiederholte Philipp. »Bist du sicher, dass das nicht einfacher geht?« Aus unerklärlichen Gründen musste er ein wenig kichern.

»Ruhe! Oder willst du, dass wir nochmals von vorne anfangen müssen? Ich hab's nicht eilig.«

Philipp seufzte, riss sich zusammen und wiederholte die Losung ein weiteres Mal.

»Jetzt hat's gestimmt. Was uns zum letzten Teil bringt. Die Wurmlochöffnungszeremonie!«

»Die Wurmlochöffnungszeremonie? Du verarschst mich doch.«

»Wieso, ist doch ein guter Name.« Mit einem Ruck stand Rolf auf, riss einen Ast von einem morschen Baum am Rande der Lichtung, kratzte ein Pentagramm in die Erde und betrat dessen Mitte. »Wie auch immer. Stell dich mir jetzt gegenüber und schau mir in die Augen.«

Philipp kam seiner Bitte zögerlich nach. Wieder konnte er sich ein Kichern nicht verkneifen.

»Und jetzt«, sagte Rolf mit tiefer und ernster Stimme, »bitte mich zu gehen.«

Philipp sah ihn an. Die dicken Adern in Rolfs Augen pochten. In seinen Pupillen erkannte Philipp die Umrisse seines eigenen Spiegelbilds. Wollte er seinen Dämon *wirklich* loswerden? Rolf könnte tatsächlich ein mächtiger Verbündeter sein. Philipp schloss die Augen und suchte den Himmel nach dem kleinen Drachen ab. Wo war der jetzt wieder? Schönes Seelentier. Doch dann sah er ihn. Er saß neben zwei Krähen auf einem Ast einer großen Buche und nickte ihm zu. Philipps Geist war plötzlich klar und leer.

»Bitte«, sagte er ohne weiteres Zögern, »geh weg!«

Überrascht sah ihn Rolf an. »Eeecht? Na dann, mach's gut.« Und der Dämon verpuffte.

125

Weg war er.

Philipp, noch immer nackt, rappelte sich auf und schüttelte seine vom Schneidersitz betäubten Beine. Das Grasbüschel fiel ihm vom Kopf. Er schaute sich um. Er war alleine.

Er machte ein paar Schritte in Richtung des Baumstrunks, auf dem er seine fein säuberlich gefalteten Kleider abgelegt hatte, und spürte, wie das trockene Gras seine Fußsohlen umspielte. Als er nach seiner Unterhose griff, merkte er, wie müde er war. Jetzt, wo die Spannung aus seinem Kiefer, Kopf, Nacken und Brustkorb gewichen war, schienen alle Dämme zu brechen, eine schwere Erschöpfung ergoss sich über ihn.

Er versuchte auszurechnen, wann er das letzte Mal geschlafen hatte, scheiterte jedoch an der Tatsache, dass er zwischen sich selbst, Rolf und dem Körper, um den sie sich in den letzten Monaten gestritten hatten, unterscheiden musste. Er, Philipp, hatte wohl zuletzt vor circa fünf Stunden geschlafen, während Rolf das Steuer übernommen hatte – sollte man dem Dämon denn Glauben schenken. Doch was war mit Rolf? Was mit seinem Körper?

Egal, dachte Philipp. Er schaffte es gerade noch, die Unterhose wieder zurückzulegen, dann setzte er sich ins Gras, lehnte sich mit dem Rücken an den Baumstrunk, genoss die warme Sonne auf seiner Stirn und schloss für einen Moment die Augen. Ganz kurz nur. Ein kleines Nickerchen.

126

Philipp fröstelte es. Er drehte sich zur Seite und drückte seinen roten Plüschdrachen näher an sich. Da kratzte ihn etwas im Nacken. Das musste das Etikett des Kissens sein, das durch den Bezug drückte. Und was war das jetzt wieder? Ein Schmerz machte sich in seiner Flanke breit, seine Nase war plötzlich feucht, und Amandas Atem roch so schlimm wie nie zuvor.

Philipp hob seine verklebten Lider. Eine unscharfe Fratze schaute ihm tief in die Augen und leckte mit der Zunge über seine Nase. Er wich zurück und stieß seinen Kopf an einer Wurzel. »Au!«, schrie er. Jetzt erst stellte er fest, dass er im hohen Gras lag, nackt. Vor ihm saß ein kleiner Mops und neigte seinen Kopf zur Seite.

Dann drang eine Stimme zu ihm durch. »Monsieur?«, fragte sie. »Vous allez bien?«

Philipp hielt die flache Hand gegen die Sonne und erkannte im Gegenlicht einen knochigen, hochgewachsenen Mann, der mit einem Spazierstock fuchtelte. In der anderen Hand hielt er zwei leere Bierflaschen, deren Etiketten abgekratzt waren.

Philipp blinzelte und brachte schließlich ein halbherziges »J'ai dormis.« über die Lippen. Das letzte Mal, als er versucht hatte, Französisch zu sprechen, war er high und sturzbesoffen gewesen, das vorletzte Mal picklig und nervös, während seiner mündlichen Abschlussprüfung an der Mittelschule vor zehntausend Jahren.

Der Mann redete jetzt munter drauflos, lachte und schüttelte den Kopf.

Philipp verstand kein Wort. »English?«, fragte er. »Anglais?«

Die Miene des alten Mannes verfinsterte sich. Offenbar merkte er erst jetzt, dass ein Ausländer vor ihm lag. Er ließ seinen Blick über Philipps nackten Körper wandern, zeigte auf die Bierflaschen und stieß ein paar spitze Sätze aus. Dann drehte er sich abrupt um und ging davon, jedoch nicht, ohne einen gellenden Pfiff auszustoßen, worauf sich auch der kleine Mops ruckartig umdrehte und mit wackelndem Po davonzog.

Philipp stand auf und griff nach seinen Sachen. Es störte ihn weniger, dass seine Klamotten feucht waren, als dass er seine Unterhose vor seinem Nickerchen nicht wieder sauber zusammengelegt hatte. Er musste wirklich müde gewesen sein. Philipp zog Rolfs, er korrigierte sich, sein neues Handy aus der Hosentasche und stellte fest, dass der Akku leer war.

»Monsieur, une question«, rief er dem alten Mann nach.

Dieser schien überrascht, nochmals von dem nackten Spinner zu hören. »Oui?«

»Vous avez …« Wie ging das schon wieder? »Vous avez l'heure?«

Der alte Mann kramte ein Handy aus seiner weiten Cordhose, das in einer dicken Schutzhülle steckte. »Il est sept heures et demie. Adieu«, sagte er und verschwand im Dickicht.

Halb acht? Philipp wunderte sich, dass die Sonne um diese Uhrzeit noch dermaßen hoch am Himmel stand. Oder … könnte es sein …? Ja, realisierte er, es war halb acht Uhr morgens. Er musste wirklich müde gewesen sein.

127

Lise beugte sich über den kleinen runden Tisch an der Ecke des Cafés und hielt Philipp eine offene Packung Gauloises entgegen. »Willst du eine?« Ihr weißes Trägershirt fiel etwas nach vorne und offenbarte einen pinken Spitzen-BH, der ihre Brüste nur knapp verhüllte.

Philipp gab sich Mühe, seinen Blick auf ihr Gesicht zu fixieren, aber für den Bruchteil einer Sekunde wanderten seine Augen zu ihrem Ausschnitt, was die junge Belgierin mit einem selbstbewussten Lächeln quittierte.

Philipp nahm sich eine Zigarette. »Eigentlich bin ich Nichtraucher«, sagte er, »aber Rolf hat mich süchtig gemacht.«

Abermals beugte sich Lise vor und zündete ihm die Zigarette hinter vorgehaltener Hand an. Da sie sich auf die Flamme konzentrierte, erlaubte sich Philipp dieses Mal einen ausgiebigeren Blick.

»Der heißt wirklich Rolf?«, fragte Lise. Ihre Zigarette wackelte im Mundwinkel.

»So hat er sich vorgestellt, ja«, sagte Philipp und inhalierte unbeholfen.

»Und all das wegen dieser kleinen Pille?«

Lise verstand immer noch nicht ganz, ob sie Philipps Erlebnisbericht wörtlich oder metaphorisch auszulegen hatte, was jedoch nicht zuletzt an der sprachlichen Barriere lag. Sie bestand darauf, Deutsch zu sprechen, stieß aber mit ihrem Wortschatz hie und da an ihre Grenzen. Egal, sie freute sich, den sonderbaren Mann mit der Schlange wiederzusehen. Seine Nachricht war überraschend gekommen. Er sei zufällig in der Stadt, hatte er geschrieben, ob sie Lust auf einen Kaffee habe.

Und ob sie Lust hatte. Vielleicht sogar auf ein Bier. Oder zwei. Oder auf einen Nachmittag in ihren weißen Bettlaken. Die warteten schon viel zu lange darauf, wieder mal schmutzig zu werden. Sie fand Philipp heute noch attraktiver. Sein Haar war länger und wilder, sein Teint sonnengebräunt, sein Dreitagebart sexy, und unter seinem Hemd zeichnete sich ein sehniger, durchtrainierter Körper ab. Außerdem war er jetzt Single. Wer hätte das gedacht? Und er redete noch wirreres Zeug als beim letzten Mal. Eine verborgene Künstlerseele, die es zu entdecken galt.

»Und er ist schuld, dass du rauchst? Ist das nicht deine Entscheidung?«

Philipp blies etwas Rauch durch die Nase. »Ja, wahrscheinlich hast du recht.« Er kniff die Augen zusammen und sah, wie sein Drache auf Lises rechter Schulter balancierte und durch ihr blondes Haar wuschelte. Er suchte es nach Schlangen und anderem Ungeziefer ab. Zum Glück vergeblich.

Sie schien nichts zu bemerken. »Was hast du Rolf denn sonst noch alles zu verdanken?«

128

Lise hatte endgültig beschlossen, ihre Vorlesungen zu schwänzen, und führte Philipp durch die Altstadt. Sie spazierten am Kanal entlang, und sie ließ es zu, dass sich ihre Hände immer wieder und wie zufällig berührten.

Philipp hatte keine Lust gehabt, schnurstracks nach Hause zu fahren und Rolfs Scherbenhaufen zusammenzukehren. Lieber als ein Fremder zu Hause war er ein Fremder in der Fremde. Also hatte er sich in ein stickiges Internetcafé im Migrantenviertel gesetzt und seiner belgischen Bekanntschaft geschrieben. Er würde da weitermachen, wo er aufgehört hatte. Beim Ursprung.

Er war still geworden, hatte seine Geschichte abgestreift wie eine Katze ihr Winterfell und wollte nicht länger in der Vergangenheit wühlen. Er war froh, das Hier und Jetzt zu spüren, das ihm zuletzt so fremd geworden war. Während er hinter Lise durch einen schmalen Durchgang eines mittelalterlichen Gebäudes schritt, verglich sein Geist die Gegenwart mit einer alten Liebhaberin. Diese hatte ihn betrogen, verletzt und verlassen, nur um ihn jetzt einzuladen, ihren verlockenden Körper aufs Neue zu erforschen. Konnte er ihr trauen?

Aber was wusste er schon von Liebhaberinnen? Nichts. Gar nichts. Ganz anders als Rolf und Temo. Und auch dieser vermaledeite Jürgen. Offenbar war auch Amanda nicht untätig gewesen. Er verspürte einen Stich in seinem Herzen. Wieso hatte ihm Rolf davon erzählt? Hatte er das überhaupt?

Lise drehte sich zu ihm um und bewegte ihre Lippen. Sie schien etwas über das Gebäude zu erzählen, doch Philipp registrierte nur ihre blauen Augen und dachte, dass sich das mit den Liebhaberinnen vielleicht bald ändern würde.

129

Jetzt war Lise in Plauderlaune. Sie sprach davon, dass sie sich im Studium nicht zwischen Kunst, Literatur und Tanz entscheiden konnte, erzählte von ihren unerfahrenen Liebhabern, experimentierfreudigen Liebhaberinnen und Rucksackreisen in ferne Länder.

Auf einer kleinen Fußgängerbrücke blieb sie stehen und zeigte auf den obersten Stock eines alten Fachwerkhauses. »Da vorne wohne ich.«

Sie stand so nah neben Philipp, dass er ihr fruchtiges Shampoo riechen konnte und ihre feinen Armhaare die seinen kitzelten. »Jetzt kannst du endlich dein Handy aufladen!«

»Das ist nicht das Problem. Ich weiß den Code nicht.«

»Ich dachte, es lässt sich mit dem Finger entsperren?«

»Nicht beim Einschalten.«

»Scheiße.« sagte Lise. Wie würde sie ihn jetzt in ihre Wohnung locken?

Doch Philipp erleichterte ihr die Sache. »Aufladen schadet sicher nicht«, sagte er.

»Aufladen schadet nie!«, sagte Lise und strahlte. Dann fasste sie ihn an der Hand und nahm Kurs auf ihr Zuhause.

130

»Meine Mitbewohnerinnen sind Streberinnen«, erklärte Lise, während sie die knarrenden Treppenstufen hochstieg und Philipp Gelegenheit gab, ihren von einem kurzen Jeansrock bedeckten Po zu bewundern. »Sie sind immer an der Uni, in der Bibliothek oder treffen sich mit ihrer Lerngruppe.« Sie verzog ihr Gesicht und steckte den Schlüssel ins Schlüsselloch. Philipp bedauerte, dass auch er den Großteil seiner Studienzeit in der Bibliothek verbracht hatte.

Lise führte Philipp einen schummrigen Gang entlang, vorbei an einem riesigen Schuhschrank, in eine kleine Küche mit kariertem Fußboden, riesigen Topfpflanzen und einem

Regal voller Gewürze. Direkt daneben öffnete sie eine niedrige Tür in ihr Zimmer.

Es war das Zuhause einer Elfin. Das Zentrum bildete ein großer Futon, bedeckt mit einer luftigen weißen Decke. An den Wänden hingen Zeichnungen von Kirschbäumen und Orchideen, auf denen sich der sanft tanzende Schatten einer Yuccapalme abzeichnete. Sie stand neben der leicht geöffneten Balkontür, die den Blick über rot leuchtende Dächer, Kirchtürme und eine spärlich bewaldete Hügellandschaft freigab. Neben dem Futon gab es nur ein einziges Möbelstück im Raum, einen schneeweißen Holzschrank, der so groß war, dass die Gitarre, die daneben an der Wand lehnte, wie eine Ukulele anmutete. Offenbar war der Schrank kürzlich gestrichen worden, denn in der Luft lag ein Hauch von Farbe, der sich mit dem Duft frischer Bettlaken und dem leicht modrigen Geruch des Kanals vermischte.

»Mein Reich«, sagte Lise. »Kann ich dir was anbieten? Abgesehen von dem hier?« Sie drückte Philipp ein rosafarbenes Ladekabel in die Hand und schloss die Balkontür, worauf sich eine dumpfe Stille im Zimmer ausbreitete.

»Danke«, sagte Philipp, »jetzt kann ich sechs Milliarden Kombinationen durchprobieren.«

»Undankbarer Kerl.« Lise grinste, trat an ihn heran und kniff ihm in den Bauchansatz. Das letzte Mal, als sie das getan hatte, hatte sie tatsächlich einen solchen ausmachen können, doch jetzt erwischte sie nur ein Stückchen Haut. Das Kribbeln, das der Griff in ihr entfachte, veranlasste sie dazu, eine Pirouette zu drehen.

Ihr weißes T-Shirt flatterte in der Luft, und Philipp sah

für den Bruchteil einer Sekunde ein Tattoo auf ihrer Flanke, konnte das Sujet jedoch nicht erkennen.

»Ich hol uns etwas Eistee. Hausgemacht«, sagte sie und verschwand in der Küche. »Mach's dir bequem.«

131

Philipp setzte sich auf den Rand des Futons und wartete mit angezogenen Knien. Er hörte ein leises Klingeln, von dem er annahm, dass es Eiswürfel waren, die Lise in einen Krug leerte. Sein Blick fiel auf die Polaroidfotos, die am Türrahmen klebten. Die meisten zeigten bunt und spärlich bekleidete junge Menschen, die Philipp mit einem breiten Grinsen demonstrierten, was er in seinem Leben alles verpasst hatte.

Was Rolf jetzt wohl täte? Philipp konnte noch immer nicht glauben, dass er verschwunden war. Einfach so. So einfach. Würde Rolf mit Lise schlafen? Natürlich würde er das. Aber wie würde er es anstellen? Wie den ersten Schritt machen? Und was war mit ihm? Wollte er es?

132

Zwischen den Fingern von Lises linker Hand klemmten zwei Weingläser, in ihrer rechten Hand hielt sie einen großen Glaskrug, in dem Zitronen- und Orangenschnitze, verschiedene

Blätter und die Eiswürfel schwammen. Philipp war froh, seine unbequeme Position aufgeben und aufstehen zu können. Er nahm ihr die Gläser ab, sie schenkte ein, und er beobachtete, wie die Fruchtschnitze und Eiswürfel in die Gläser plumpsten. Sie setzten sich nebeneinander aufs Bett, lehnten sich mit dem Rücken gegen die Wand und prosteten sich zu.

»Schön, dich wiederzusehen«, sagte Philipp.

»Schön, *dich* wiederzusehen«, erwiderte Lise. »Und überraschend. Bist echt ein komischer Kerl, einfach so hier aufzutauchen.«

Philipp sagte nichts. Er genoss es, als komischer Kerl betitelt zu werden.

»Willst du meine Skizzen sehen?«, fragte Lise, zog mit einem Ruck ein dünnes schwarzes Büchlein unter dem Futon hervor, drückte sich an Philipp und öffnete es. Einmal mehr stieg der betörende Geruch ihres Shampoos in seine Nase.

»Die hast du gemacht?« Philipp versuchte, sich auf die schwarz-weißen Landschaften zu konzentrieren, doch Lises feingliedrige Finger, die auf seinem Oberschenkel lagen, lenkten ihn ab. Jetzt war er es, der ein Kribbeln spürte.

»Gefallen sie dir?« Sie blätterte um. »Hier, schau, ein Selbstporträt.«

Seine Konzentrationsprobleme hatten sich gerade von selbst gelöst. Eine detaillierte, mit Bleistift gezeichnete Lise blickte zu Philipp empor, nackt. Das Kribbeln wurde zu einem Rauschen. Sein Herz klopfte schneller. »Wow«, stammelte er.

Dann ging alles ganz schnell. Er drehte seinen Kopf. Sie den ihren. Sie küssten sich. Ihre Münder verschmolzen.

Seine Hand griff nach ihrem Oberschenkel. Ihre Hand an seinen Schritt. Er fuhr unter ihr T-Shirt, über ihren Bauch. Sie öffnete seinen Hosenknopf. Zog seinen Schwanz heraus. Er fuhr über ihre Schultern, ihren Rücken. Zog ihr T-Shirt hoch. Zog es aus.

Dann sah Philipp das Tattoo. Es war ein Tintenfisch, der eine nackte Frau umschloss.

»Gefällt es dir? Ist ein japanisches Motiv«, sagte sie und wandte sich wieder seinem Schwanz zu.

FÜNFTER
UND HOFFENTLICH
LETZTER TEIL

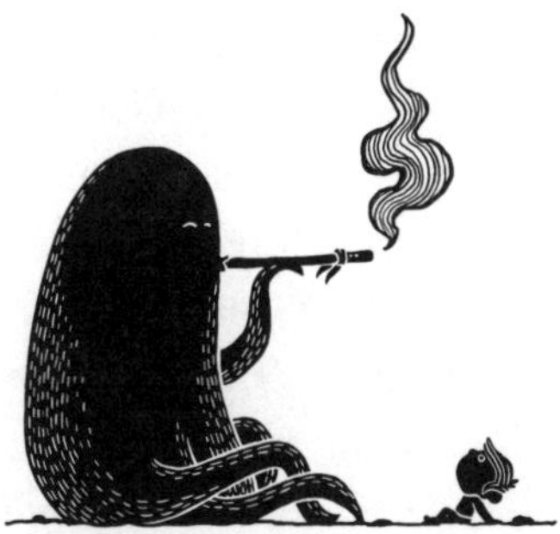

133

Der Mais neben dem Feldweg hatte seine volle Höhe erreicht, und nur wenigen Strahlen der Abendsonne gelang es, sich ihren Weg durch die dichten Halme zu bahnen. Ein paar der Spaziergänger, Jogger und Fahrradfahrer erfreuten sich an diesem kleinen Naturschauspiel, doch der Großteil war zu sehr mit seinen Gedanken beschäftigt, um Notiz davon zu nehmen.

Gisela empfand das flackernde Licht auf ihrem Gesicht als nervig. Sie hielt sich die flache Hand vor die Stirn und ging etwas schneller in Richtung des kleinen Waldstücks. Was war heute nur los mit ihr? Schon beim Verlassen des Hauses hatte sie eine Traurigkeit in sich aufsteigen gespürt, die ihr gar nicht passte. Hatte sie sich dieses Gefühl nicht längst abgewöhnt? Es war immer dann gekommen, wenn sie ihre Liebsten lange nicht gesehen, gehört oder in den Armen gehalten hatte. Vor allem Philipp, der ihr immer mehr entglitt.

Aber er war doch längst erwachsen. Sie war doch längst erwachsen. Ihre Finger streichelten über die großen, scharfkantigen Maisblätter. Vielleicht hatte es mit Gian Carlos Anruf zu tun. Er rief so gut wie nie an. Erst recht nicht, seit sich ihre Kinder getrennt hatten. Ein Ziehen machte sich in ihrer Brust breit. Auch wenn ihr das kaum jemand geglaubt hätte:

Sie liebte Amanda fast wie eine Tochter. Na ja, wie ihre Mutter sie einst geliebt hatte.

Ein Fahrrad schoss um die Ecke. Gisela erschrak und wich einen Schritt zurück. Der Fahrer scherte aus. Sie glitt mit ihren neongelben Turnschuhen über den Rand des Feldweges. Beinahe hätte sie das Gleichgewicht verloren.

»Tschuldigung«, rief der Fahrer, warf einen Blick zurück, trat rhythmisch in die Pedale und stob davon.

»Also nein!«, sagte Gisela, mehr zu sich. Sie kniete sich hin und band ihre Schuhe etwas enger, um gegen weitere Rowdys gewappnet zu sein.

Gian Carlo. Er machte sich offenbar Sorgen um Philipp. Der Gute hatte ihren Sohn immer wie seinen eigenen behandelt, ganz anders, als Philipps richtiger Vater es wohl jemals getan hätte. Sie stand wieder auf und holte tief Luft. Zum Glück hatte sie das zu verhindern gewusst. Zum guten Gl… Ein Schwindel überrollte sie. Sie bekam einen der Maishalme zu fassen, eine Blattkante schnitt in ihre Handfläche.

Der Boden unter ihren Füßen schwankte hin und her, der Feldweg wellte sich, die hohen Pflanzen wanden sich zum Himmel und verschmolzen mit den orange-blauen Wolken. Ein dumpfes Rauschen verschlang das Zirpen der Grillen, die Stimmen der Spaziergänger und das entfernte Dröhnen eines Mähdreschers. Dann wurde es zu einem schrillen, alles durchdringenden Tosen und verstummte so schnell, wie es gekommen war.

Zarte, im Sonnenlicht schimmernde Gedankenblasen schwebten über ihr durch die Luft. Eine davon enthielt die Frage, ob es sich um ein Erdbeben handelte, eine andere betitelte das als unwahrscheinlich, wieder eine andere als ironisch, eine vierte als egal. Eine nach der anderen zerplatzten sie und schufen Raum für neue, immer größere Blasen. In einer stieg die Frage zum Himmel, weshalb sie denn gar keine Panik verspürte, eine andere beinhaltete das dumpfe Echo der beruhigenden Stimme ihres Großvaters. Dann zerbarsten alle Blasen auf einmal, und eine nie zuvor verspürte Leichtigkeit ergoss sich über ihr. Ihr Körper weitete sich aus und zerfloss in alle Himmelsrichtungen. All ihre Empfindungen wurden eins. Und zum ersten Mal in ihrem langen Leben fühlte sich Gisela auf der Erde zu Hause.

Ein altes Ehepaar, beide ganz in Beige, sah, wie die Frau rücklings ins Feld gekippt war und wie jetzt nur noch ihre Füße aus dem Feld schauten. Der alte Mann humpelte zu ihr, während seine Liebste mit zittrigen Fingern die Nummer der Ambulanz in ihr Telefon tippte.

134

Philipp fühlte sich schmutzig. Er öffnete zwei Knöpfe seines durchgeschwitzten Seidenhemds und fuhr sich durch sein verfilztes Haar. Noch immer fand er den einen oder anderen Grashalm darin. Er versuchte, die Klimaanlage anzustellen, konnte ihr jedoch nur ein leises Knattern und einen Hauch von warmer Luft entlocken. Schöne Nobelkarosse, dachte er. Sein Blick fiel auf die gelbe Warnlampe, die permanent leuchtete und ihn daran erinnerte, dass sich die Tankfüllung dem Ende zuneigte. Bald würde er den Lamborghini loswerden, freute er sich. Vielleicht könnte er ihn gegen einen Kleinbus eintauschen. Oder sonst ein Gefährt, das Platz für Nachwuchs böte.

Plötzlich ein Hupen. Philipp zuckte zusammen. Im Rückspiegel sah er, wie der glatzköpfige, bärtige Fahrer eines blausilbernen Busses mit den Armen fuchtelte. Vor Philipps Auto klaffte eine Lücke im Feierabendstau.

135

Philipp beobachtete den Zähler in der Zapfsäule und hoffte, dass er genug Geld dabeihatte. Er hatte in Rolfs Loft ein Bierglas voller Münzen und Scheine gefunden und alles in den Plastikbeutel geleert, der jetzt auf dem Beifahrersitz lag. Das musste reichen, bis Philipp an die PIN-Codes seiner zahlreichen Kreditkarten herankäme. Wie würde er es bloß anstellen, sein altes Leben zurückzuerlangen? Er wusste nicht einmal, ob Rolf die Wohnung gemietet oder gekauft hatte, bei welcher Bank seine Konten waren oder in welchem Gebäude er jetzt arbeitete.

Der Bus von vorhin fuhr auf der anderen Seite der Tanksäule vor. Mit einem Zischen, gefolgt von einem Ächzen hielt er an, und zwei uniformierte Polizisten stiegen aus. Einer von ihnen war der bärtige Glatzkopf. Er war groß gewachsen, hatte breite Schultern, und an seinem Gürtel hingen eine Pistole, ein Schlagstock und allerlei Krimskrams. Ohne Philipp oder dessen Auto zu würdigen, verschwand er im Shop.

Währenddessen machte sich seine Partnerin, eine bullige Blondine, an der Zapfsäule zu schaffen. Auch sie drehte ihm den Rücken zu, was Philipp ein wenig kränkte.

Die Zapfpistole klackte. Philipp betätigte den Öffnungsknopf der Beifahrertür, wartete eine gefühlte Ewigkeit, bis sie nach oben geschwebt war, und griff nach der Plastiktüte.

136

»Wie viele sind's denn?«, fragte die Verkäuferin den Polizisten mit einer tiefen und kratzigen Stimme. Ihr wasserstoffblondes Haar brachte ihr solariumgebräuntes Gesicht zur vollen Blüte.

»Das, Madame, ist leider vertraulich«, antwortete der Polizist und lächelte freundlich. Philipp, der hinter ihm anstand, stellte mit Erstaunen fest, dass der Mann – im Gegensatz zur Verkäuferin – eine erstaunlich hohe Stimme hatte.

»Die armen Kerle«, sagte die Verkäuferin und tippte auf ihrer Tastatur. »Hundertdreiundzwanzig Euro macht das.«

»Kerlinnen«, sagte die blonde Polizistin, die den Tankstellenshop betreten hatte und sich neben ihren Partner stellte, »Mörderinnen, Einbrecherinnen, Schlägerinnen, sogar Vergewaltigerinnen. Kommen alle ins Loch.« Sie griff nach einem Kaugummipack und warf es auf den Tresen. »Das kommt noch dazu, bitte.«

»Vergewaltigerinnen?«, fragte die Verkäuferin. »Was es nicht alles gibt.«

137

Als Philipp den Shop verließ, schleppte sich der Sträflingstransport gerade in Richtung Ausfahrt. Durch eine der Scheiben glaubte er zu erkennen, dass ihn eine dunkle Fratze angrinste. Doch dann fiel das Sonnenlicht so auf das schmale Fenster, dass Philipp sehen konnte, dass es sich vielmehr um ein trauriges Lächeln handelte. Er winkte der Dame zu, und auch sie hob ihre in Ketten liegenden Arme zum Gruß.

Er musste an Rolf denken. An seinen Bauch. Und an seine Aussage, vierunddreißig Jahre in Gefangenschaft verbracht zu haben. »Guantanamo ist ein Klacks dagegen. Das Hanoi Hilton ein Hilton«, hörte er ihn sagen.

Scheiße, dachte Philipp. Sein Kiefer verkrampfte sich. »Vierunddreißig Jahre.«

Er ließ die Plastiktüte fallen.

Die Münzen kullerten in alle Richtungen.

Wie konnte er nur so dumm gewesen sein?

All die verschluckten Erinnerungen.

Das Lamborghini-Poster in seinem Zimmer.

Gian Carlo, der von einem frühkindlichen Trauma gesprochen hatte.

Rolf – war – schon – immer – da – gewesen.

Die wilde Nacht in Belgien hatte ihn heraufbeschworen, ihn aus dem Unbewussten hochgespült. Doch der Ursprung, von dem Hua Tuo und das Unterhosenmodell gesprochen hatten, musste viel weiter zurückliegen. Tief in Philipps Kindheit.

In Philipp stieg ein Kichern empor. Es schüttelte ihn am

ganzen Körper. »Scheiße. Scheiße. Scheiße«, sagte er, und ein junges Pärchen, das gerade den Shop betreten wollte, wandte sich angeekelt von ihm ab.

138

Er stieß die Tür zur Herrentoilette auf. Ein Duftgemisch aus Urin, Kot, billigem Aftershave und abgestandenem Zigarettenrauch wehte ihm entgegen. Er betrachtete sich im zerbrochenen Spiegel. Zerzaustes Haar, fettige Haut, feuchte, gerötete Augen. Er stützte sich auf dem glitschigen Waschbecken ab, drehte den Hahn auf und spritzte sich ein wenig Wasser ins Gesicht. Dann sah er sich um und sagte: »Du verdammter kleiner Wicht.«

Die Toilettenspülung ertönte, eine Tür ging auf, und ein korpulenter bärtiger Mann in einem ärmellosen weißen Shirt trat hinaus. Typ Lastwagenfahrer. »Meinst du mich?« Er stellte sich an das zweite Becken und begann, sich seine haarigen Pranken einzuseifen.

»Du hast mich schon verstanden«, sagte Philipp, ohne ihn anzusehen. Scheiße, was hatte er gesagt? Er blickte zu dem Mann hinüber und korrigierte sich. »Nein, ich hab mit mir selbst gesprochen.«

»Dann ist ja gut«, knurrte der Mann. Unter seinem Vollbart blitze der Hauch eines Lächelns auf. »Mit wem soll man sich auch sonst unterhalten, wenn man immer alleine unterwegs ist, nicht?«

Philipp lachte verlegen. »Ja«, sagte er, »und Sie als Wicht zu bezeichnen, wäre ja auch eine Untertreibung.«

»Wie bitte?«

»Weil Sie so groß sind.«

»Ah.«

»Und so scheiße aussehen.«

Was?

»Was?«

»So richtig scheiße«, hörte er sich nachdoppeln. Kiefer, Mund und Zunge entglitten seiner Kontrolle. Dann riss er sich zusammen: »Rolf, hör auf!«

Doch es war zu spät. Schon hatte ihn der fremde Mann am Kragen gepackt. »Hör mal zu, du Psycho«, sagte er und drückte ihn gegen die mit Graffiti verschmierten Fliesen.

»Hör du zu!«, sagte Rolf und stieß ihm Philipps Knie zwischen die Beine. »Hör zu, wie die Glocken bimmeln!«

139

Philipps Hände krallten sich am Lenkrad fest. An seinen Knöcheln klebte Blut. Abwechselnd drückte er das Gaspedal voll durch und trat abrupt auf die Bremse. So schlängelte er sich durch den Abendverkehr auf der deutschen Autobahn.

»Whoa, sachte«, sagte Rolf. Er hatte auf dem Beifahrersitz Platz genommen und sog sich mit seinen Tentakeln an Decke, Ablage, Fenster, Rückspiegel, Radio, Armaturenbrett und an Philipps Schultern fest. Er hatte Philipps Unfallpotenzial auch schon mal lustiger gefunden.

»Eine falsche Bewegung und ich setz allem ein Ende«, sagte Philipp, ohne seinen Blick von der Straße zu nehmen. »Endgültig.«

Zu allem Überdruss hatte ein Gewitter eingesetzt. Dicke Tropfen prasselten auf die Windschutzscheibe, und immer wieder leuchtete der Abendhimmel rot auf.

»Mann, woher kommt denn auf einmal all der Groll?«, fragte ihn Rolf.

»Ich habe dir vertraut.«

»Was am Dämonentum hast du nicht verstanden, Alter? Außerdem lässt mich dein Verhalten auch nicht grade kalt.«

»Wie bitte?« Beinahe hätte Philipp beim Rechtsüberholen einen schwarzen Mercedes gestreift. Er gab einige Sekunden Gas, bis ihm das nächste Auto, ein roter Minivan, den Weg versperrte.

»Da lass ich dich extra alleine mit der heißesten Braut von ganz Belgien, und du verkackst es auf der ganzen Linie!«

Wieder unternahm Philipp ein waghalsiges Überholmanöver. Die Reifen quietschten. Mehrere Autos hupten. »Ich hab eine Entscheidung getroffen. Für die Liebe.«

»Buhuuu«, sagte Rolf, »du hast sie alleine gelassen. Unbefriedigt und enttäuscht. Nur weil dein Herzlein ein wenig klopfte. Einfach abhauen mittendrin. Das ist so typisch. Sobald du Panik kriegst, ziehst du den Schwanz ein. Was glaubst du, wie oft ich dir deswegen schon aus der Patsche helfen musste?« Er schaute aus dem Fenster und seufzte. »Und trotzdem willst du mich loswerden. Alles wegen deiner Tussi.«

»Du klingst wie meine Mutter«, sagte Philipp.

Rolf drehte sich zu ihm um. »Sie wollte nur das Beste für uns.«

»So wie du?«

»Genau. Ohne mich bist du verloren.«

»Fick dich«, sagte Philipp. Ein Kribbeln machte sich in seinem Handgelenk bemerkbar. Er brauchte bloß nachzugeben, und Rolfs beklopptes Auto würde nach rechts ausscheren. Es würde zwischen die massiven Räder eines Lastwagens geraten oder einen Kleinwagen als Flugrampe benutzen. Er würde sterben. Und Rolf auch. Sie beide würden von Metall- und Plastikteilen zerdrückt und zerteilt werden.

»Jetzt mach keinen Scheiß, Jungchen.«

Philipp justierte den Rückspiegel und erhaschte einen Blick auf sein eigenes Spiegelbild. Was war das? War sein Auge wirklich dermaßen … glubschäugig?

Auf einmal war ihm alles klar. Er war Rolf. Rolf war er. Wie alles im Leben war auch seine Identität eine Frage der Perspektive.

Philipp riss das Lenkrad nach rechts. Der Lastwagen, vor dem er einscherte, bremste ab und hupte lange und schrill. Philipp fuhr auf den Pannenstreifen, machte eine Vollbremsung und stellte den Warnblinker an.

Rolf klebte an der Windschutzscheibe. »Endlich kommst du zur Vernunft«, ächzte er. »Lässt du mich jetzt wieder fahren?«

Philipps Hände lagen noch immer auf dem Lenkrad. Er atmete tief ein und aus. »Das Kichern«, begann er, »das Kichern im Wald, während der ›Zeremonie‹«, jetzt war es Philipp, der die Gänsefüßchen anzeigte, »das warst du. Ich habe dich gefühlt. Du hast dir nichts anmerken lassen, bist ernst geblieben. Aber ich habe dein Kichern gespürt. In mir drin.«

Rolf löste sich von der Scheibe, auf der eine grün-orange Schleimspur zurückblieb. Dann machte er einen Rückwärtspurzelbaum und landete verdreht auf seinem Sitz. »Na und?«, fragte er. »Wirst du doch noch Privatdetektiv, oder was?«

»Nicht nur du hörst, was ich denke«, sagte Philipp. »Auch ich höre …«, er sah seinen Dämon an, »dich.«

Scheiße, dachte Rolf.

»Jepp. Scheiße«, sagte Philipp und griff nach dem Mobiltelefon. »Machen wir die Probe aufs Exempel.« Er drückte den Einschaltknopf. »Wie lautet der Code?«

»Ich verschluck dich gleich wieder.«

»Probier's ruhig«, sagte Philipp und zeigte auf sein Gesicht. Eine Träne des Zorns kullerte über seine Wange. Er hatte endlich gelernt, seine Gefühle zuzulassen.

Rolf versuchte, an alles zu denken, nur nicht an das vermaledeite Passwort. Elefanten, Brüste, das Meer, Blitze, Geografie, Jessica, Barbara, Soraya, Jürgen! Ach verdammt. Es gelang ihm nicht.

Philipp schloss die Augen und hörte zu. Dann tippte er die sechs Zahlen genussvoll in sein Handy. Und eine nie zuvor verspürte Zuversicht überkam ihn.

141

Kaum hatte er den Code eingegeben, überschlugen sich die Vibrationen des Telefons. Auf dem Bildschirm entlud sich eine endlose Liste von Nachrichten, verpassten Anrufen und E-Mails.

»Man hat uns wohl vermisst«, sagte Rolf und seufzte. Er stieg aus und machte sich daran, das Warndreieck aufzustellen. Einer musste sich ja um ihre Sicherheit kümmern. Verantwortung übernehmen für ihr gemeinsames Leben.

Philipp wischte durch die Liste. Zwei Namen tauchten besonders oft auf. Temo und Amanda.

»Wo bist du?« – »Ruf mich an!« – »Scheiße, Philipp.« – »Alles okay?« – »Melde dich.« Und dann: »Es geht um deine Mutter.«

Schon saß Rolf wieder neben ihm. »Was ist passiert?«

»Mama«, sagte Philipp, aller Zorn war seiner Stimme entwichen, »sie hatte … sie hatte einen Hirnschlag.«

Rolf erblasste. »Wenn man vom Teufel spricht«, sagte er nachdenklich.

»Vom Teufel?«

Rolf zwängte sich neben Philipp auf den Fahrersitz und ließ den Motor an. »Wir Dämonen mögen den Teufel, du Vollidiot«, sagte er, »außerdem sagt man das so.«

Mit einem Ruck fuhr der Lamborghini los. Das Warndreieck blieb einsam zurück.

142

Während die Lichter seiner Heimatstadt näher rückten, wanderten Philipps Gedanken zu Lise. Er hatte ihre Wohnung überstürzt verlassen. Herzflattern war zu Herzrasen geworden. Ihr Tattoo hatte ihn daran erinnert, dass er er war, dass er etwas anderes vom Leben wollte. Rolf legte es darauf an, junge Elfinnen ferner Länder zu verführen, sie kraft seiner Tentakel zu verwöhnen. Philipp wollte ein Zuhause. Die Familie, die er niemals hatte. Das hatte er Lise genau so erklärt, und ihre Reaktion war überraschend verständnisvoll gewesen. Sie hatte gemeint, es habe sie schon gewundert, dass er und seine Anna die Sache mit dem »Dämonen« nicht gemeinsam durchgestanden hätten.

Zum Abschied hatte sie ihn umarmt. Philipp war davon ausgegangen, dass sie ihm je ein Küsschen auf jede Wange geben wollte, was in einem etwas unbeholfenen Kuss auf ihr gepiercte Ohr endete. Noch immer spürte er das kalte Metall auf seinen Lippen.

»Ich glaub's nicht«, sagte Rolf und riss Philipp aus seinen Gedanken.

»Ich hab gesagt, du sollst mich in Ruhe lassen.«

»Ist ja gut.«

»Was glaubst du nicht?«

»Ich soll dich doch in Ruhe lassen.«

»Wie auch immer.«

Sie schwiegen für einen Moment.

»Die Kühe«, sagte Rolf.

»Welche Kühe?«

»Der Bauernhof grad eben. Da waren Kühe. Am Schwimmen. In so einem Biotümpel.«

»Und?«

»Ich dachte immer, die laufen voll und versaufen. Sie haben *doch* einen Schließmuskel!«

»Als ob du das im Dunkeln sehen konntest«, sagte Philipp.

»Glaub, was du willst. Aber meinen Dämonenaugen entgeht so was nicht. Mann, das muss ich unbedingt Temo erzählen. Schwimmende Kühe, das gibt's nicht.«

Philipp unterdrückte ein Lächeln. Er dachte an die Kühe, die manchmal neben ihrem Garten geweidet hatten. Und an seine Mutter. Wie oft hatte er sich vorgestellt, wie seine Kinder eines Tages in ebendiesem Garten spielen, wie Gisela ihnen Eis servieren und peinliche Geschichten aus Philipps Kindheit erzählen würde. Wieso hatte er sie in den letzten Jahren nicht öfter besucht? Wieso war er nicht ein klein wenig netter, versöhnlicher gewesen?

Er spürte ein Tentakel auf seiner Schulter.

»Keine Sorge, Jungchen, das wird schon wieder.«

143

Die Digitaluhr auf dem Armaturenbrett zeigte 22:44, als Rolf auf den Parkplatz des Bergspitals einbog. Er zirkelte das breite Auto zwischen zwei weiße Kombis, stellte den Motor aus und freute sich einmal mehr darüber, dass die Türen des Lamborghinis nach oben aufgingen und es ihnen somit vergönnt war, trotz des engen Parkplatzes problemlos auszusteigen.

»Ich sag doch, ist ein super Auto. Viel Platz, und trotzdem passt's überall rein.«

»Das nennst du viel Platz?«, fragte Philipp gedankenabwesend.

Rolf machte eine Geste über Philipps Kopf.

Der zuckte zusammen. »Was soll das?«

»Musste dir den Negativitätshut abnehmen«, sagte er und schloss das Auto ab.

144

Während sie über den Parkplatz hetzten, erblickte Philipp sowohl Gian Carlos Jaguar als auch Temos VW Golf und freute sich darauf, die beiden nach so langer Zeit endlich wiederzusehen.

»Verdammt, Philipp, ich bin nicht so schnell!«, rief Rolf. Philipp drehte sich um und sah, dass sein Dämon über den Boden hüpfte wie ein Gymnastikball, dem die Luft ausging.

»Was ist denn los?«

»Weiß nicht. Vielleicht hat mich deine Scheißgedankenleserei geschwächt.«

»Du verarschst mich doch wieder«, sagte Philipp und ging weiter.

»Nein, Mann!«

Philipp war hin- und hergerissen. Es freute ihn, dass Rolfs Macht offensichtlich nachließ. Aber wieso musste das gerade jetzt passieren? Jetzt, wo sie's eilig hatten? Außerdem – Philipp schüttelte es bei dem Gedanken am ganzen Körper – tat Rolf ihm leid.

145

Die Brille des grauhaarigen Nachtportiers drohte jeden Moment über seine Nasenspitze zu rutschen.

»Mit einem L. G-I-S-E-L-A«, buchstabierte Philipp.

»Sorry, das System findet Ihre Mutter nicht«, sagte der Nachportier. »Sind Sie sicher, dass sie nicht in einem anderen Krankenhaus ist?«

Abermals öffnete Philipp Amandas Nachricht auf seinem Handy. »Ja«, sagte er. »Können Sie's nochmals probieren?«

Der Mann seufzte und trank einen Schluck Tee, worauf ein muffiger Geruch zu Philipp und Rolf hinüberwehte. Dann öffnete er eine Schublade, kramte einen Block hervor und bat Philipp, den Namen seiner Mutter aufzuschreiben.

»Seh ich aus wie ein Analphabet?«, blaffte Rolf ihn an. Verständnislosigkeit breitete sich auf dem Gesicht des Portiers aus. »Gib her«, sagte Rolf, riss Block und Stift an sich und kritzelte drauflos. Zu Philipps Erstaunen hatte sein Dämon die Handschrift eines Fünfjährigen. Aber lieber ließ er ihn machen, als allzu viel Aufmerksamkeit auf sich zu ziehen. Er befürchtete, selbst zum Patienten degradiert zu werden. Es war nicht lange her, seit *er* ein Zimmer hier bewohnt hatte, und der Autounfall und seine Folgen gehörten nicht zu seinen Lieblingserinnerungen.

»My man!«, schallte eine Stimme durch die leere Lobby. Gian Carlo kam ihm mit offenen Armen entgegen. Trotz der sommerlichen Temperaturen trug er einen weitmaschigen pinken Wollpullover. In seinen Händen hielt er eine Dose Red Bull. »Es tut mir so leid«, sagte er und drückte Philipp an sich.

»Wie geht's ihr? Ich bin so schnell wie möglich gekommen«, sagte Philipp, nachdem es ihm gelungen war, sich aus Gian Carlos Umarmung herauszuschälen.

Der rümpfte die Nase. »Das riecht man. Wo warst du denn die ganze Zeit?«

Rolf lehnte noch immer am Tresen und verzierte sein Kunstwerk, indem er glubschäugige Schlangenköpfe an die Enden der Buchstaben malte. »Willst du mich nicht vorstellen?«, fragte er Philipp, ohne dass Gian Carlo ihn hören konnte.

»Ach, was soll's«, seufzte Philipp, worauf Rolfs Augenbrauen überrascht in die Höhe schossen. »Gian Carlo, bevor wir zu Mama gehen, muss ich dir … muss ich dir jemanden … sollte ich dir von jemandem erzählen.«

Rolfs Kugelschreiber landete auf dem Tresen, rollte über die Kante und plumpste in die Teetasse des Nachtportiers. Philipps Dämon war wieder mal verschwunden.

Gian Carlo hatte gelassen reagiert. Wenn ihn seine vierzigjährige Praxistätigkeit etwas gelehrt hatte, dann, dass es klug war, den Patienten Glauben zu schenken. Was war schon real? Manche Menschen stülpten ihr Innenleben halt mehr, andere weniger über ihre Außenwelt.

Außerdem hatte ihn Philipps kurze Schilderung zuversichtlich gestimmt. Nicht nur war er sich sicher, dass es lediglich eine Frage der Zeit war, bis sein zukünftiger Schwiegersohn seinen »Dämon«, wie Philipp seine Abspaltungserscheinung jetzt offenbar nannte, in den Griff bekommen würde, sondern auch, dass »zukünftiger Schwiegersohn« bald wieder die korrekte Bezeichnung sein würde. Geistig öffnete er bei dem Gedanken bereits zwei Flaschen Ruinart.

Die rote 3 auf dem Display wurde zu einer 4, die metallene Lifttür ging mit einem sanften »Bing« auf, und Philipp und Gian Carlo betraten den Korridor der neurologischen Abteilung. »Kommt Rolf auch mit?«, fragte Gian Carlo und schenkte Philipp einen liebevollen Blick.

Philipp zuckte mit den Achseln. »Wahrscheinlich schon.« Er blickte sich um. Die Lifttür war wieder zugegangen, aber der Dämon war nirgends zu sehen.

147

Amanda saß in der ausgestorbenen Sitzecke neben dem Getränkeautomaten und blätterte in einer Reisezeitschrift. Weder der Bericht über den Untergang der Malediven noch die Fotoreportage über die trockenste Wüste der Welt konnten ihre Aufmerksamkeit packen. Der Wasserkühler blubberte, und der Getränkeautomat gab in unregelmäßigen Abständen ein leises Brummen von sich. Sie winkelte ihre Beine zum Schneidersitz an, schloss die Augen und atmete langsam ein und aus. »Sexualität hat nichts mit Sexualität zu tun«, hatte ihre Dozentin gesagt, »sondern mit Atmung, dem Fließen der Energien, der Freiheit der Seele.«

Freiheit der Seele? Sie öffnete die Augen wieder und fragte sich einmal mehr, ob ihre Zweitausbildung wirklich das Richtige war. Sie stand auf, steckte ein paar Münzen in den Automaten und kaufte sich noch eine Cola. Was machte sie hier bloß? Alles nur wegen des kleinen roten Punkts auf dem Anrufbeantworter. Gisela gehörte doch schon lange nicht mehr zu ihrer Familie. Wenn es nach ihr ging, hatte sie nie … Die Colaflasche schäumte, und Amanda drehte den Verschluss schnell wieder zu. Nein, das stimmte nicht. Sie mochte Gisela ja schon. Sie würde sicher eine gute Großmutter wer… Sie setzte den geistigen Rotstift an: Sie wäre eine gute Großmutter geworden. Genauso wie Philipp ein guter Vater geworden *wäre*.

Die vergangenen acht Monate fühlten sich an wie ein halbes Leben. Ein dunkler Winter: der Beinahe-Rauswurf und peinliche Gespräche mit der Schulleitung, die schlimmsten

Weihnachten seit der Trennung ihrer Eltern, Rotweinflaschen und endlose Stunden im Internet. Ein Frühling voller Lichtblicke: das Wochenende auf Ibiza mit Jacqueline, neue Joggingrouten, fremde Haut und endlich dieses Schulzimmer, in dem sie nicht die gebildetste und älteste Person war. Und ein ungewisser Sommer: neu gestrichene Wände, Berggipfel, philosophische Gespräche mit ihren Mitstudentinnen, der heiße, einfältige Jürgen. Und dann plötzlich wieder Philipp.

Sie griff nochmals nach der Zeitschrift. Deren Titelblatt zeigte ein riesiges Kreuzfahrtschiff. Ob es seinen Hafen auch so sehr vermisste wie sie ihren? Gab es doch noch eine Chance für sie und Philipp? Für Papa stand das außer Frage. Ging es nach ihm, war Philipp ein Opfer der Umstände. Genau so, wie Papa ein Opfer seiner jahrzehntelangen Midlife-Crisis war.

Ein Schatten bog um die Ecke. »Schau mal, wen ich in der Lobby gefunden habe«, sagte Gian Carlo.

Zwei Schritte hinter ihm erschien Philipp und hob seinen schlaffen Arm zum Gruß.

So fertig hatte sie ihn noch nie gesehen.

148

Herzklopfen. Feuchte Handflächen. Wie oft hatte Philipp sich diesen Moment in den letzten Monaten vorgestellt, herbeigesehnt und sich davor gefürchtet? Während er sich nach vorne beugte, um Amanda drei Küsschen auf die Wange zu geben, rechnete sein Gehirn aus, wie viele Wochen es her war, seit er sie zum letzten Mal gesehen hatte. Dreißig? Zweiunddreißig? Alle Gedanken verflogen, als ihn Amanda in den Arm nahm und noch fester an sich drückte als zuvor Gian Carlo.

»Ich habe mir solche Sorgen gemacht«, flüsterte sie.

»Um Mama? Du?«, fragte Rolf, der plötzlich aus dem Nichts auftauchte.

Amanda stieß Philipp von sich. »Um dich, du Idiot!«

»Glaubst du wirklich, sie ist wegen Gisi hier?«, flüsterte ihm Gian Carlo ins Ohr, laut genug, dass auch seine Tochter ihn hören konnte.

Amanda ignorierte ihn und sagte: »Der Arzt meint, sie werde bald entlassen.«

Gian Carlo runzelte die Stirn. »Ich wäre vorsichtig mit solchen Prognosen.« Er legte Philipp eine Hand auf die Schulter. »Die Gute ist noch recht wirr im Kopf.«

149

Philipps schmutzige Turnschuhe quietschten, als er hinter Gian Carlo und Amanda ins Krankenzimmer schlich. »Psst«, wies ihn Rolf zurecht, der sich seinerseits große Mühe gab, so leise zu hüpfen, wie das für einen extrovertierten Dämon möglich war, dem die Fähigkeit zu schweben abhandengekommen war.

Als Mitarbeiter des Krankenhauses hatte Temo offenbar dafür gesorgt, dass die anderen drei Betten leer waren und Gisela das Zimmer für sich alleine hatte. Sie lag direkt neben einer Reihe weit geöffneter Fenster, durch die ein lauer Sommerwind hereinströmte. Sie war hellwach und schaute Videos auf ihrem iPad.

Das bläulich-schummrige Licht des Bildschirms ließ Gisela noch bleicher aussehen, was wiederum ihr strohiges, rot gefärbtes Haar etwas besser zur Geltung brachte. Auf ihrer Nase ruhte eine dünne Lesebrille, dank der ihre winzigen, in tiefen Höhlen verschwindenden Augen wenigstens eine Spur größer wirkten. Ihr Arm hing an einem Tropf.

»Gisi«, sagte Gian Carlo und knipste das Deckenlicht an. »Schau mal, wen wir mitgebracht haben.«

Sie zuckte zusammen, nahm langsam ihre Brille von der Nase und sagte: »Seid ihr von allen guten Geistern verlassen?« Sie richtete sich auf. »Ich hab gesagt, ich will dich nie wiedersehen.«

»Hast du das?«, fragten Philipp und Rolf gleichzeitig. Sie standen neben Amanda und Gian Carlo am Fußende des Bettes.

»Komm mir jetzt nicht auf die Tour!«, rief sie. Sie schmetterte Philipp das iPad entgegen und hätte ihn bestimmt am Kopf getroffen, wenn Rolf nicht im letzten Moment ein Tentakel ausgefahren, sich an Philipps Wange festgesogen und seinen Kopf zur Seite gezogen hätte. Amanda versuchte, das iPad aufzufangen, und für einen Moment sah es so aus, als würde ihr dies gelingen. Doch dann entglitt es ihrem Griff, sprang mehrmals zwischen ihren Händen hin und her und knallte letztlich auf den schwarzen Linoleumboden, woraufhin der Bildschirm zerbrach, zu Amandas Überraschung jedoch nicht erlosch – nicht unähnlich ihrer Liebe zu Philipp.

Gisela war aufgestanden. Mit einer Hand hielt sie sich an der Tropfstange fest, mit der anderen stützte sie sich an ihrem Bett ab. »So typisch, dass du genau jetzt aufkreuzt. Hast wohl Angst, dass ich abkratze. Nun kommst du angekrochen und winselst um Vergebung«, sagte sie keuchend, »das ist so typisch Ralph.«

Philipp und Rolf wechselten einen Blick.

»Ich dachte, er heißt Rolf?«, fragte Gian Carlo.

»Wer ist Rolf?«, fragte Amanda.

»Wer ist Ralph?«, fragte Rolf.

»Mein –«, begann Philipp. Auf einmal war ihm alles klar.

In dem Moment klopfte es an die Tür, und eine Krankenschwester betrat das Zimmer. »Philipp?«

»Jessica!«, Rolfs Augen leuchteten auf.

»Ihr kennt euch?«, fragte Amanda.

»Ach herrje«, sagte Jessica. Ohne Philipp weiter zu beachten, lief sie zu Gisela ans Bett. »Was machen Sie denn? Sie sollen doch nicht aufstehen.«

Ein Zischen ertönte. Rolf stand am offenen Fenster, in einem Tentakel hielt er eine Zigarette, in einem anderen ein Bier.

»Woher hast du das jetzt wieder?«, fragte Philipp.

Amanda machte ein entsetztes Gesicht. »Du trinkst ein Bier? Hier? Jetzt?«

Jessica versuchte, Gisela zu beruhigen, indem sie ihre

Hände auf deren Oberarme legte. Philipp warf sie einen scharfen Blick zu. »Und du machst sofort diese Zigarette aus!«

Rolf zuckte mit den Schultern und schnippte die Zigarette aus dem Fenster.

Gian Carlo drehte sich ihm zu. »Scheiße, hieß nicht dein Vater Ralph?«

Rolf rülpste. »Wollte ich grade sagen.«

»Lassen Sie mich!« Gisela versuchte, sich von Jessicas sanftem Griff zu lösen. Die Stange mit dem Tropf kippte um.

»Heureka!«, rief Gian Carlo. »Jetzt ist alles klar. Dein Rolf muss entstanden sein, weil dein Vater abgehauen ist. Als du noch ein Baby warst!«

»Verdammt noch mal!«, schrie Gisela und wand sich unter Jessicas festem Griff, der Rolf ganz wehmütig stimmte.

Gian Carlo beachtete den Aufruhr um Gisela kaum und fuhr fort: »Die arme Gisi wusste nicht, wohin mit ihrer Trauer, ihrem Groll – ihrem Verlorensein. Sie muss alles heruntergeschluckt haben. Und als kleiner Philipp hast du dieses Verhalten wohl einfach übernommen.« Er strich sich durch seine weißen Locken. »Fruchtbares Terrain für eine … äh … einen Dämon. Ich hab mal auf einer Psychosomatikkonferenz davon gehört. Dachte aber, das sei Humb–«

»ICH BRING DICH UM!«, schrie Gisela. Jahrzehntelang unterdrückte Gefühle brachen mit einem Mal aus ihr heraus. Es gelang ihr, sich Jessicas Griff zu entreißen, die zwischen den Betten zu Boden fiel. Gisela stürzte sich auf ihren Sohn. Ihre schrumpligen und erstaunlich starken Hände umschlossen seinen Hals und würgten ihn.

Amanda ließ sich in einen Stuhl fallen und seufzte. »Die ganze Familie ist plemplem.«

Jessica, immer noch am Boden, nickte resigniert. »Scheint so.«

»Mama, was machst du?« Philipp keuchte, Rolf kicherte. »Ich bin's, Philipp!«

»Philipp?« Gisela, von einer plötzlichen Klarheit erfasst, ließ los.

Philipp fiel rückwärts auf Rolf, der jetzt seinerseits zu straucheln begann. Ihm entglitt die Bierflasche, die mit einem lauten Klirren auf dem Boden zerbarst. Dann verlor er komplett das Gleichgewicht und stürzte rückwärts aus dem Fenster.

»Rolf!«, schrie Philipp und sprang seinem Dämon ohne nachzudenken hinterher.

150

Gian Carlo stand direkt daneben, als Philipp rückwärtsstrauchelte, die Bierflasche fallen ließ und durch das hüfthohe Fenster purzelte. Er hechtete ihm hinterher – und es gelang ihm, Philipp im letzten Moment am Hemdkragen zu packen. Während er ihn mit einer Hand festhielt, stützte er sich mit der anderen am Fensterrahmen ab, um nicht selbst mitgerissen zu werden.

151

Philipp baumelte an Gian Carlos Griff. Das Hemd schnürte ihm die Kehle zu, unter ihm erblickte er den pechschwarzen Parkplatz, und mit beiden Händen hielt er so gut es ging Rolf. Doch dessen Tentakel rutschte Philipp trotz Saugnäpfen und klebrigen Sekreten langsam durch die Finger, Millimeter für Millimeter. Es war nur eine Frage der Zeit, bis ihm sein Dämon entgleiten würde.

»Verdammt, was machst du da?«, rief Rolf.

Philipp fragte sich dasselbe. Wieso um Gottes willen war er seinem Dämon – seinem DÄMON – hinterhergesprungen? War er das überhaupt? Und was hielt ihn jetzt noch davon ab, seinen fetten Gefährten loszulassen?

Unter ihm klaffte der Abgrund, und einzig Gian Carlos Griff an seinem Hemdkragen trennte ihn davor, an vier Stockwerken vorbeizusausen und auf dem harten Asphalt aufzuschlagen.

152

»Philipp!«, ächzte Gian Carlo. Seine Hand verkrampfte sich. Lange würde er nicht mehr durchhalten.

Amanda und Jessica kamen ihm zu Hilfe, doch ihre Arme waren zu kurz, das Fenster zu schmal.

Gian Carlo rief ihm zu: »Gib mir deine Hand!«

»Ich kann nicht!« Oder wollte er nicht? Sein Kragen

schnürte ihm die Kehle zu, und er spürte, wie die Naht an seinen Schultern anriss.

»Verdammt, Jungchen! Lass mich los«, schrie Rolf. »Das ist doch total schwachsinnig. Du kannst uns nicht beide retten!«

Philipp drehte seinen Kopf etwas nach oben und sah im Augenwinkel Gian Carlos flehendes Gesicht.

»Philipp«, sagte dieser leise, »komm zurück.«

153

Im Gegensatz zu seinen Kollegen machte es Temo nichts aus, zehn, zwölf Stunden am Tag zu arbeiten. Er war sich bewusst, dass ihn die Natur mit einer Widerstandsfähigkeit versehen hatte, die ihresgleichen suchte. Vor allem aber war er überzeugt, dass er seine beste Arbeit machte, wenn er bereits mehrere mehrstündige Operationen hinter sich hatte. Es war wie beim Tanzen. Zuerst musste er auftauen, den Flow spüren, das Vertrauen in die eigene Intuition gewinnen. Jeden Tag aufs Neue. Deshalb bemühte er sich stets darum, die wirklich schwierigen Prozeduren am Ende seiner Arbeitstage durchzuführen.

Doch die langen Tage brachten auch Opfer mit sich. Die Freunde wurden weniger, die Liebschaften hastiger, die Feste seltener. Und Temo hätte gerne mehr geraucht, als es die seltenen Pausen am Bergspital zuließen. Die Zigarette steckte bereits in seinem Mund, als er dem alten Nachtportier zuwinkte und die gläserne Schiebetür ihn in die warme Nacht entließ. Wenn es die Zeit erlaubte, versprach er sich, würde er nachher kurz bei Philipps Mutter vorbeischauen. Nach dem Rechten sehen. Und natürlich Philipp Hallo sagen, dem alten Spinner.

Temo vergrub die Hand in der Tasche seines Kittels. Seine Finger wühlten sich durch Taschentücher, M&Ms, vorbei an Schlüsselbund und Handy. Dann fanden sie, was sie suchten. Während Temo dem kleinen pinken Feuerzeug eine Flamme entlockte, dachte er an die zahlreichen Mittage, die er als Kind und Jugendlicher bei Philipp und Gisela zu Hause hatte verbringen dürfen. All die selbst gemachten Fritten, Pizzas und Hühnerschenkel, die sie so aufopfernd und liebevoll zubereitet hatte. Er mochte Gisela. Auch wenn sie mindestens so plemplem war wie Philipp.

Der Rauch seines ersten wohlverdienten Zuges füllte seine Lunge, als er plötzlich Schreie hörte. Kreischen. Temo schaute nach oben. O mein Gott. Er hustete. Aus einem Fenster im vierten Stock baumelte ein Mann. Er hielt irgendwas in den Händen. Eine dunkle Gestalt hatte sich aus dem Fenster gelehnt und hielt den Mann am Kragen.

Es kam nicht oft vor, dass Temo bleich wurde, sein Herz raste, sich Schweißtropfen auf seiner Stirn bildeten oder seine Beine weich wurden. Doch als er feststellte, dass es sein bester Freund war, der da am seidenen Faden hing, passierte alles miteinander.

154

Philipps Hände umschlossen Rolfs Tentakel. »Es tut mir leid«, sagte er.

»Mir tut es leid«, antwortete Rolf.

Philipp erkannte tatsächlich eine Spur von Liebe in den geröteten Glubschaugen seines Dämons.

Er ließ ihn los.

Im gleichen Moment riss sein Hemd. Philipps Arme schossen nach oben. Er griff nach Gian Carlos Hand. Vergeblich. Philipp schlüpfte durch das zerrissene Hemd und stürzte in die Tiefe.

155

Temos Zigarette fiel zu Boden. »Philipp!«, schrie er.

156

Philipp hatte einmal in einem Film gesehen, dass im Angesicht des Todes das ganze Leben an einem vorbeizog. Jetzt stellte er fest, dass dem nicht so war. Zum ersten Mal überhaupt fühlte er sich nur der Gegenwart verpflichtet. Das Jetzt war bis in alle Ewigkeit ausgedehnt, und er hatte alle Zeit der Welt, ebendiese (die Welt *und* die Zeit) in ihrer Gänze aufzusaugen.

Er betrachtete die nüchterne Fassade des Krankenhauses, Gian Carlos von Entsetzen verzerrtes Gesicht, dessen offene, nach ihm ausgestreckte Hand, den klaren Sichelmond am Horizont, den kaum beleuchteten Parkplatz und Rolf.

Der Dämon schwebte neben ihm in der Luft. Seine Arme zeigten in alle Richtungen. Augen und Mund waren weit geöffnet. Anders als Philipp das aus Zeitlupenszenen in Filmen kannte, war Rolfs Schrei nicht zu einem tiefen, dunklen Grollen geworden. Vielmehr verwandelte ihn die Unendlichkeit des Jetzt in leuchtende Engelsgesänge. Je genauer Philipp hinhörte, desto schöner fand er sie.

Aber die Zeit, wenn auch unendlich langsam, verstrich. Und die Reihe geparkter Krankenwagen unter Philipp rückte näher.

Eine wohlige Wärme breitete sich in seiner Brust aus. Es begann mit einem kleinen goldenen Punkt inmitten seines Herzens. Der Punkt wurde größer, heller, bis sich ein alter Bekannter durch seine Rippen zwängte. Der kleine, rote Drache, gehüllt in eine goldene Lichtkugel, schlug ein paarmal mit seinen Flügeln, zwirbelte um Philipp herum, zog einen goldenen Schweif hinter sich her und packte Philipp mit seinen kleinen Krallen an den Schultern. Der Drache nahm seine ganze Kraft zusammen. Er würde Philipp retten, was auch immer es kostete. Sein großer Moment war gekommen. Er schlug mit den Flügeln, schneller und schneller, ja flatterte bald wie ein in Kaffee getränkter Kolibri.

Und tatsächlich: Philipps Flug verlangsamte sich. Der Drache lächelte stolz. Er war Philipps Seelentier, seine Stärke, sein Schutzengel.

Doch dann musste er sich eingestehen, dass er mit knapp

drei Kilo Eigengewicht und einer Flügelspannweite von (gut gerechneten) vierzig Zentimetern nicht den Hauch einer Chance hatte.

Es war vorbei.

Philipp fiel.

Unaufhaltsam.

Bis er mit vollem Karacho auf einem Krankenwagen aufschlug.

157

Philipp, Rolf und der kleine Drache lagen auf dem eingedrückten Dach. Ihr Fall hatte das Fahrzeug demoliert.

Der Dämon war der Erste, der sich zu Wort meldete. »Heilige Mutter! Dieses Mal haben wir's wirklich übertrieben.«

Der Drache setzte sich auf, stützte sich auf seinen Flügeln ab und atmete langsam aus. Er sah Rolf konsterniert an und schüttelte tadelnd den Kopf.

»Was denn?«, sagte Rolf. »Ich bin genauso ein Opfer in dieser Geschichte wie du!«

Philipp lag reglos neben ihnen. Seine Augen waren geschlossen.

Der Drache schaute ihn traurig an.

»Jetzt hab dich mal nicht so«, sagte Rolf. Er klopfte dem kleinen Drachen etwas gar wuchtig auf die Schultern, worauf diesem eine kleine Flamme entwich. »Der wird schon wieder. Sonst würden wir uns ja wohl kaum unterhalten.«

Der Drache sagte nichts.

»Ich soll ihn alleine lassen? Endgültig?«, fragte Rolf. Er senkte seinen schweren Kopf. »Du hast recht. Ich hab ihm alles beigebracht, was ich weiß. Jetzt muss er echt mal alleine zurechtkommen«.

Rolf schüttelte Philipp. »Philipp!« Er watschte ihm ein Tentakel über die Wange. »Komm zu dir!«

Philipps Lider zuckten etwas.

»Siehst du?«, sagte Rolf zum kleinen Drachen. »Hab ich dir doch gesagt.«

Der kleine Drache hatte Tränen in den Augen.

»Bin ich tot?«, stöhnte Philipp. Sein Oberkörper tat höllisch weh. Langsam öffnete er die Augen. Rolf füllte sein ganzes Blickfeld aus.

»Noch nicht, Jungchen«, sagte der Dämon und kicherte, wenn auch irgendwie liebevoller, als das Philipp gewohnt war. »Ich wollte mich nur schnell verabschieden! Hab noch zu tun und so.« Über Rolfs furunkelübersäte Wange kullerte tatsächlich eine einzelne, orange schimmernde Träne. Rolf wurde durchsichtig. »Dieses Mal mein ich's ernst. Mach's gut, du Arschloch.«

»Warte!«, ächzte Philipp. Er hob seinen Arm ein wenig. Ein spitzer Schmerz durchzuckte ihn.

»Was denn noch?«, fragte Rolf.

»Bist du sicher?«

»Ja, Mann. Da lässt sich nichts mehr machen. Jetzt, wo du mich akzeptiert hast, muss ich abhauen. Alte Dämonenregel.«

Der Drache streichelte Philipps Stirn.

»Oh? Oo… okay«, sagte Philipp schwach.

»Aber vergiss nicht, Temo von den Kühen zu erzählen!«

»Mach ich.« Philipps Mundwinkel hoben sich zu einem leichten Lächeln.

Und Rolf verblasste.

158

Temo kletterte auf das eingedrückte Dach und beugte sich über seinen Freund. »Philipp!«, sagte er und ohrfeigte ihn. Er regte sich nicht. Temo fasste ihm an den Hals, spürte einen Puls, drückte seine Lider auseinander. Die Pupillen weiteten sich.

Er lebte.

Temo schrie über die Schulter: »Wir brauchen Hilfe!«

Zwei Rettungssanitäter kamen bereits angerannt.

Philipp öffnete die Augen und schnappte nach Luft.

»R… Rolf?«

»Temo.«

»Oh.«

»Mann, was machst du für Sachen?«

»Wem …«, sagte Philipp langsam, »sagst du das?« Als Temo ihm seine warme Hand auf die Stirn legte, wusste er, dass alles vorbei war.

159

Amanda hatte zusehen müssen, wie Philipp dem Griff ihres Vaters entglitten, in die Tiefe gestürzt und auf einen Krankenwagen aufgeschlagen war.

Sie hatte einen kurzen Schrei ausgestoßen. Gefühle und Gedanken waren aus ihrem Körper gewichen. Jetzt krallten sich ihre Finger am Fensterrahmen fest. Ihr Vater, Gisela und die hübsche Krankenschwester standen ebenso atemlos an den anderen Fenstern. Sie beobachteten, wie sich ein Mann im weißen Kittel über Philipp beugte. Temo.

Er lebt, dachte Amanda. Er lebt! Sie drehte sich um und rannte los. »Amanda, warte!«, rief ihr Gian Carlo von weit her zu. Sie nahm ihn kaum wahr. Sie lief aus dem Zimmer und den leeren Korridor entlang. Hämmerte auf den Liftknopf. Trat von einem Fuß auf den andern. Stieß die Tür zum Treppenhaus auf. Grelles Licht. Betongeruch. Ein Stockwerk. Zwei Stockwerke. Kalte, glatte Geländer. Drei, vier Stockwerke. In die Lobby. Am Portier vorbei. Ins Freie. An der Fassade entlang. Über die Motorhaube und die zerbrochene Windschutzscheibe. »Philipp!«, hörte sie eine Stimme sagen. Es war ihre eigene.

»Amanda?«, hauchte Philipp. Ein überraschtes Leuchten flackerte in seinen Augen.

Amanda streichelte ihm über die Wange. Sie begann zu schluchzen.

»Es tut mir alles so leid, Amanda«, sagte Philipp. »Dass ich plemplem bin und so.«

Ein Lachen durchbrach ihre Tränen. »Lieber ein plem-

plemer Philipp als gar keiner«, sagte sie. »Aber bitte, bitte mach das nie mehr. Ich will dich nicht noch einmal verlieren.«

Philipp blinzelte langsam. »Versprochen«, sagte er, und ein leises Kichern entwich seinem Mund.

160

Temo besaß eine international anerkannte Priesterlizenz. Während seines Austauschsemesters im Süden der USA hatte er ein siebentägiges Seminar in einer Freikirche besucht. Eines Tages, das hatte er immer gewusst, würde ihm dies gelegen kommen. Aber er hätte nie gedacht, dass die Generalprobe seiner Karriere als Geistlicher eine derart emotionale Angelegenheit werden würde.

Sein Räuspern hallte durch die Dorfkirche. Er ordnete die Blätter, die vor ihm auf dem Rednerpult lagen, und justierte das Mikrofon. »Wir sind hier zusammengekommen, um Abschied zu nehmen«, begann er.

O Mann, dachte Amanda. Wieso hatte sie das nur zugelassen? Temo auf der Kanzel, ausgerechnet heute. Es war Philipps Herzenswunsch gewesen. Sein einziger. Den Rest hatte sie entscheiden müssen. Dürfen.

»Wie sagt man so schön?«, fragte Temo. »Eines Tages erwischt es jeden von uns! Doch musste es so früh sein? SO FRÜH?« Er streckte seine offene Hand flehend zum Himmel.

Amanda war mulmig zumute. Während Temo seinen Sermon fortführte, suchte sie das Publikum nach ihren aus Sizilien angereisten Verwandten ab. Offenbar störten sie sich kaum daran, dass ein groß gewachsener Hippie in einem hellblauen, mit einem goldenen Blitz verzierten Einteiler zu ihnen sprach. Im Gegenteil, sie schienen Vergnügen an dem jungen Mann zu finden. Insbesondere die alte Morena sah aus, als spräche ein Engel zu ihr. Mit offenem Mund und lüsternen Augen blickte sie zu Temo hoch.

»Aber mit jedem Abschied kommt ein neuer Anfang. Und wer hätte gedacht, dass ihr zwei, Amanda und Philipp, meine lieben Freunde, diesen Anfang noch einmal erleben dürft.«

161

Das Hochzeitsfest fand zehn Monate und drei Wochen nach Philipps Unfall und acht Monate später als ursprünglich geplant statt. Die Ärzte hatten Bedenken angemeldet. Philipps Genesung würde länger brauchen. Der Stress einer Hochzeit, insbesondere der eigenen, könnte verheerende Auswirkungen auf seinen fragilen körperlichen Zustand haben. Vom geistigen Zustand ganz zu schweigen. Sogar Gian Carlo hatte seinen Kollegen beigepflichtet, auch wenn er sich insgeheim darauf gefreut hatte, der Welt endlich den Inhalt seines Wein- und Champagnerkellers zu offenbaren.

Aber Philipp hatte sich nicht beirren lassen. Die Zielstrebigkeit, mit der er seine zahlreichen Therapien absolvierte, suchte ihresgleichen. Insbesondere in Philipps eigener, von wenig Ehrgeiz geprägter Biografie tat sie dies vergebens.

Nur das mit dem Tanzen erwies sich dann doch als

schwierig. Zwar hatten Amanda und er einen aufwendigen Auftakttanz eingeübt, doch den Rest des Abends verbrachte Philipp lieber in der Nähe der Bar.

»Und du bist dir sicher, dass du nicht zurückkommen möchtest?«, fragte Hans, auch heute ganz in Grau.

»Einhundert Prozent«, sagte Philipp.

»Schade. Wir könnten dich gut gebrauchen.«

»Hör nicht auf ihn«, sagte Temo. Inzwischen trug auch er Anzug und Krawatte. »Die wollen dich doch nur für ihr Diversity-Dingsbums.« Er drückte beiden ein mit hellblauer Flüssigkeit gefülltes Schnapsglas in die Hand.

»Ist es nicht noch etwas früh für solche Witze, Temo?«, sagte Gian Carlo. Auch er nahm einen Kurzen entgegen.

»Ist okay«, sagte Philipp. »Nehmt nur keine Rücksicht auf mich.« Das meinte er ernst. Er würde sich nie an die mitleidvollen Blicke gewöhnen.

»Was hast du denn jetzt vor?«, fragte Hans.

»Gute Frage«, sagte Philipp.

»Was ist mit deinem Buchprojekt?«, fragte Temo.

»Was ist mit meinem Enkel?«, fragte Gian Carlo.

»Was ist mit meiner Genesung?«, erwiderte Philipp.

»Darauf trinken wir«, rief Gian Carlo. »Auf deine Genesung!«

Die vier prosteten sich zu und tranken ihre Gläser in einem Zug aus. Philipp verzog das Gesicht und schüttelte sich am ganzen Oberkörper. Hans hustete lauthals. Gian Carlo spülte Champagner hinterher. Temo griff abermals nach der Flasche und füllte die vier Gläser wieder auf.

»Vielleicht«, sagte Philipp, »mach ich eine Fortbildung.«

»Du auch?«, fragte Temo und ließ die Flasche wieder in seinem Sakko verschwinden.

»Ja, ich dachte an Akupunktur oder so.«

Amanda und Jacqueline torkelten herbei, Arm in Arm. Im Hintergrund tanzten eng umschlungen Hua Tuo und das Unterhosenmodell, schwungvoll Mark, Johann und Madeleine sowie, ganz für sich alleine, Gisela – sanft schwankend, mit geschlossenen Augen und einem zufriedenen Lächeln. Seit sie das Krankenhaus verlassen hatte, war sie ein anderer Mensch. Lustiger, kindlicher und emotionaler. Und obwohl es ihr sichtlich Freude bereitete, Amanda und Philipp in ihrer neuen Situation zu unterstützen, hatte sie sich bisher vornehm zurückgehalten.

Aus den riesigen Boxen sang Damon Albarn: »Tender is the touch of someone that you love too much. Tender is the day. The demons go away.« Wieder einmal beschenkte das Leben Philipp und seine Freunde mit ein paar passenden Zeilen. Aber sie waren viel zu besoffen, um Kenntnis davon zu nehmen.

»Habt ihr das gehört?«, fragte Temo, küsste Jacqueline und streichelte über ihren Babybauch, »Philipp wird Akupunkteur. Bald können Amanda und er eine Gemeinschaftspraxis aufmachen!«

Jacqueline hob die Augenbrauen. »Akupunktur? Geht das im Sitzen?«, fragte sie, bereute es jedoch sogleich.

»Jetzt hört mal auf«, sagte Gian Carlo, »ich hab doch gesagt, dass ich unseren Jungen bei einem Top-Notch-Forschungsprogramm angemeldet habe. Dort lernt er im Handumdrehen wieder –«

»Wir werden sehen«, winkte Philipp ab. Er war Gian Carlo unendlich dankbar für seine Hilfe, aber jetzt wollte er einfach nur genießen. Er fand, dass Amanda und er das redlich verdient hatten. Dann sagte er: »So, wenn ihr mich entschuldigt. Ich muss mal für kleine … äh … Rollstuhlfahrer.« Das wollte er schon länger mal so formulieren, tat aber so, als wäre es ihm gerade eingefallen.

»Brauchst du Hilfe?«, fragten Temo, Gian Carlo und Amanda gleichzeitig, und mit etwas Verzögerung auch Jacqueline.

Aber Philipp verneinte. Er gab Amanda einen innigen Kuss und fuhr mit Vollgas in Richtung des leuchtenden Exit-Schildes.

162

Er hatte sich gegen die Behindertentoilette entschieden. Ja, er mochte vom Bauch an abwärts gelähmt sein. Doch erstens handelte es sich, wollte man seinen Ärzten Glauben schenken – und das wollte er unbedingt –, um einen vorübergehenden, heilbaren Zustand. Zweitens hatte er sich nicht umsonst für den Lamborghini unter den Rollstühlen entschieden, schlank, schnell und auf jeder beliebigen Achse justierbar. Und drittens hatte er ein dermaßen intensives Training – Freihanteln, Yoga, Pilates – hinter sich, dass er sein Geschäft auch im Kopfstand hätte verrichten können.

Er fuhr an den leeren Toilettenkabinen entlang und parkte vor dem vorletzten Pissoir. Dann schnallte er den x-förmigen

Top-Gun-Gürtel um und ließ seine Finger über die kleine Tastatur fliegen. Mit einem Summen transformierte sich sein Rollstuhl in ein rechtwinklig zum Boden stehendes Brett. Philipp öffnete die Hose und verrichtete sein Geschäft.

Während er seinen zum Glück noch immer voll funktionsfähigen Penis abschüttelte, dachte er an seine Zeit in Rolfs Bauch. Wie knapp er dem Untergang entronnen war. Noch einmal würde ihm das nicht passieren. Zum ersten Mal seit Langem hatte er das Gefühl, alles im Griff zu haben.

Da hörte er plötzlich eine raue, tiefe Stimme. »Gefällt dir die Party, Jungchen?«

Komisch, dachte Philipp, er hätte schwören können, dass keine der Toilettenkabinen besetzt war.

DANK

Hui, so ein Buch zu schreiben, ist erstaunlich aufwendig und aufreibend. Alleine hätte ich das nicht geschafft. Ganz herzlich möchte ich mich bedanken bei:

E. H. für so viel. Ohne dich hätte ich Rolf nie »gebodigt«. Sorry, dass ich dir Temos Nummer nicht geben kann.
M. M. für die frühen kritischen Kommentare und deine Freundschaft. Auf die nächsten 25 Jahre.
C. M. fürs Vermitteln an T. M. Bist ein super Typ.
T. M. fürs Vermitteln an A. G. und so viel mehr. Bist ebenfalls ein super Typ.
A. G. für die wundervolle Zusammenarbeit. Toll, dass du Rolf zu einer Bühne verhilfst.
H. B. für dein Vertrauen.
J. P. für das sensationelle Erst-Lektorat und die inspirierenden Gespräche.
P. S. für das sensationelle Zweit-Lektorat und die inspirierenden, interessanten, ja informativen Gespräche (für dich ein paar Extra-Adjektive zum An- und Rausstreichen).
J. R., A. H., G. H., dass ihr meinen lieben Charakteren Pate gestanden habt (und nein, A. H. steht nicht für Andri Hinnen).
A. W. fürs Lesen, Ermuntern und Kritisieren.

M. F. für den Hype.
I. S. fürs Schwäbisch (unbekannterweise).
K. W. fürs Korrigieren (dito).
P. L. fürs Setzen (dito).
J. S. für so einiges. Hoffe auf ein baldiges Schnitzel.
Frau R. und Herrn M. für die Berg- und Talführungen. Ihr seid meine persönlichen Hua Tuos.
M. M. und M. d. W. fürs Mutmachen. Tut mir leid, wenn ich etwas rumgenervt habe. Bis zum nächsten Projekt habt ihr Ruhe vor mir.
den Z.-ies für all die kreativen Momente.
R. F. für deine Begeisterung!
P. C. und S. U. für euren Humor.
Y. E. für so viel, vor allem für deine Freundschaft und Geduld. Das Spiel machen wir jetzt dann mal.
C. G. dito, und für die sensationellen Illustrationen. Du bist der Uderzo zu meinem Goscinny. Oder der Tom Kemp zu meinem Ed Wood.
M., N., S. für die Erinnerungen.
M. T., F. R., F. M., V. G., A. P. für eure Freundschaft.
O. und O. für die Geschichten und die Geschichte.
N. und N. fürs Immer-da-Sein.
G. H. für alles (inkl. der Idee mit den Initialen).
P. H. für alles.
E. H. für alles.
B. und V. für alles.
S. A. M. für deine Liebe, deinen Glauben, deine Zärtlichkeit, deine Streitlustigkeit, deine Geduld und dass du mich immer wieder aufs Neue triggerst. Und dafür, dass

ich das kleine Zimmer mit Meersicht in Petri wochenlang belagern durfte. I love you.

Und natürlich möchte ich mich auch bei Ihnen, liebe Leserin und lieber Leser, bedanken, für Ihre Neugier und Nachsicht. Wer weiß, vielleicht war es mir ja tatsächlich vergönnt, Ihren Urlaub zu versüßen, Sie während einer Zugfahrt zu unterhalten, Sie vom kalt gewordenen Badewannenwasser abzulenken, Ihre Laune aufzuheitern, Ihren Zorn auf mich zu ziehen, Sie auf dumme Ideen zu bringen, Ihren Netflix-Konsum zu zügeln, Ihren (inneren) Teenager ruhigzustellen, Sie von der Arbeit abzubringen oder davon, endlich mit Prousts Gesamtwerk anzufangen, oder Sie dabei zu unterstützen, Ihre ganz eigenen Dämonen zu wecken, zu Schabernack anzustiften und/oder zu exorzieren. Wie das geht, wissen Sie ja jetzt. Ich verspreche Ihnen: Beim nächsten Buch werde ich *meinen* inneren Teenager zügeln und etwas richtig Ernsthaftes, Intellektuelles, Erwachsenes schreiben. Was halten Sie von

a) einem Spionage-Kunstraub-Dreiecksbeziehung-Schmuddel-Buch
b) einem Urlaubs-Ehekrach-Mörderkrimi oder von …
c) Rolf Returns? *Basic Instinct* meets *Star Wars!*

Wir werden sehen. Ich muss mich jetzt erst mal darum kümmern, dieses Buch meinen Eltern und meinem ehemaligen Deutschlehrer (zumindest meinem *inneren* ehemaligen Deutschlehrer) zu erklären.

ZUM AUTOR

Andri Hinnen (*1985) hat International Affairs, Strategie und Internationales Management studiert. Nach Stationen bei internationalen Werbeagenturen gründete er die Firma Zense, die sich der Versinn(bild)lichung komplexer Inhalte verschrieben hat. Neben seiner Tätigkeit als Geschäftsführer von Zense ist Andri Hinnen Lehrbeauftragter an der Universität St. Gallen und Filmschaffender. Mit dem Kinodokumentarfilm »Unter Wasser atmen« gewann er den Publikumspreis des Zurich Film Festivals und war für den Prix de Soleure der Solothurner Filmtage nominiert. Zusammen mit seinem Bruder Gieri Hinnen hat er das Buch »Reframe it! 42 Werkzeuge und ein Modell, mit denen Sie Komplexität meistern« verfasst. »Rolf« ist sein erster Roman.

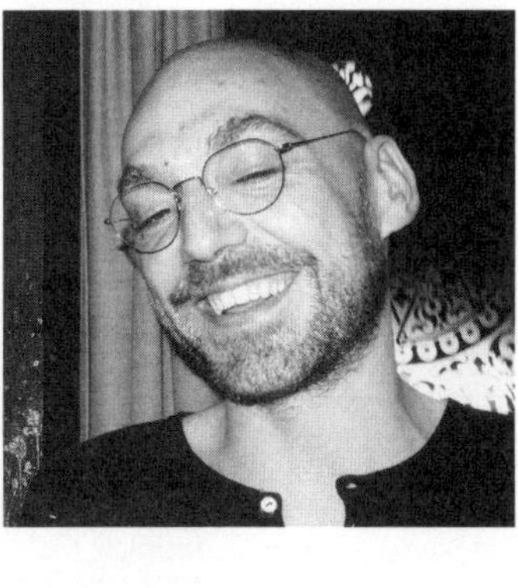

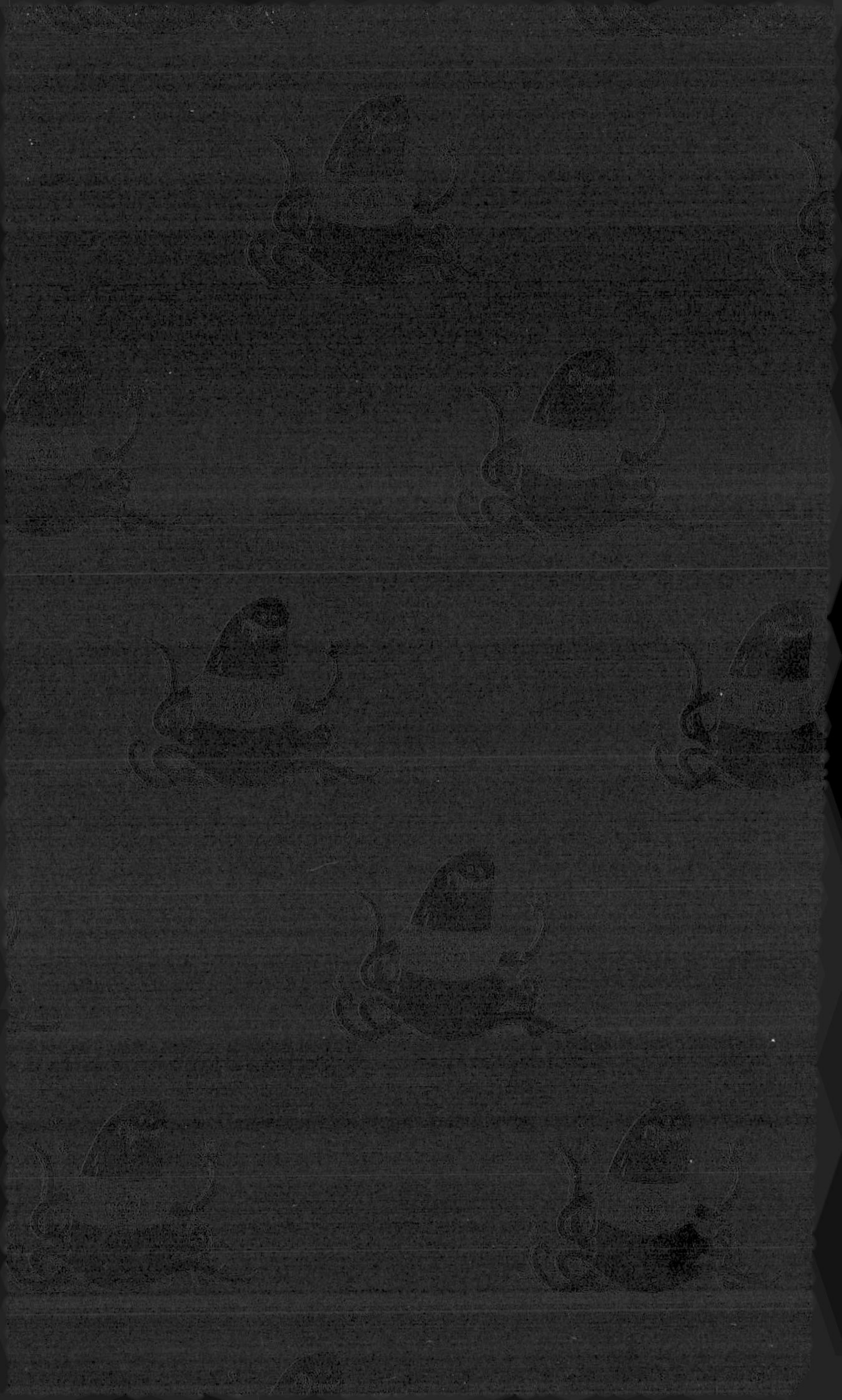